DER KLINIKER

Erich Huth / Die Tuberkulose im Kindesalter

DER KLINIKER
EIN SAMMELWERK FÜR STUDIERENDE UND ÄRZTE
Herausgegeben von Professor Dr. I. Zadek

DIE TUBERKULOSE IM KINDESALTER

VON

DOZENT DR. ERICH HUTH
AN DER KINDERKLINIK
DER MEDIZINISCHEN AKADEMIE
DÜSSELDORF

WALTER DE GRUYTER & CO.
vormals G. J. Göschen'sche Verlagshandlung · J. Guttentag, Verlagsbuchhandlung
Georg Reimer · Karl J. Trübner · Veit & Comp.
BERLIN 1956

DIE TUBERKULOSE IM KINDESALTER

VON

DOZENT DR. ERICH HUTH
AN DER KINDERKLINIK
DER MEDIZINISCHEN AKADEMIE
DÜSSELDORF

Mit 47 Abbildungen

WALTER DE GRUYTER & CO.
vormals G. J. Göschen'sche Verlagshandlung · J. Guttentag, Verlagsbuchhandlung
Georg Reimer · Karl J. Trübner · Veit & Comp.
BERLIN 1956

Satz und Druck: III/18/65

VORWORT

Das vorliegende Buch ist für Studierende und praktizierende Ärzte gedacht, die sich über die vielfältigen Abläufe und Formen der Tuberkulose im Kindesalter orientieren wollen. Der praktische Untersuchungsgang, die diagnostische Technik sowie die Klinik und Behandlung der einzelnen Krankheitsbilder werden deshalb in den Vordergrund der Darstellung gerückt. Ich habe bewußt darauf verzichtet, das gesamte Wissen eines pädiatrischen Tuberkulose-Spezialisten auszubreiten, sondern das ausgewählt, was für das Studium und für die Praxis zum Verständnis und Handeln notwendig und wichtig ist. Muß jedoch bei Bedarf über einzelne Probleme noch genauer nachgelesen werden, so wird durch das jedem Abschnitt angefügte kurze Literaturverzeichnis eine erste Handhabe zum tieferen Eindringen in das Originalschrifttum geboten. Ich hoffe, daß auch der Facharzt für Tuberkulose und Lungenkrankheiten, der sonst nur Erwachsene behandelt, Nutzen aus diesem Buche ziehen wird. Erst das Gesamtbild aller Tuberkuloseformen mit Einschluß der Kindertuberkulose vermag das Verständnis für den Ablauf dieser Erkrankung zu vermitteln. Schließlich möge es auch dem Kinderarzt als gedrängte Zusammenfassung der immunbiologischen Grundlagen, der Diagnostik und der neueren medikamentösen Therapie zum Gebrauch in der Praxis willkommen sein.

Herrn Prof. Dr. *Zadek* als Herausgeber des Sammelwerkes „Der Kliniker" und dem Verlag möchte ich für das stete Eingehen auf meine Wünsche und die Ausstattung des Buches vielmals danken.

Düsseldorf, im Frühjahr 1956 *Erich Huth*

INHALT

A. ALLGEMEINER TEIL

Vom klinischen Standpunkt aus können die Formen der Tuberkulose im Kindesalter in zwei große Gruppen eingeordnet werden. Die erste umfaßt die für die Kindheitstuberkulose typischen Krankheitsbilder, die andere Gruppe bilden Erkrankungsformen, die meist nur bei Erwachsenen vorkommen, aber auch schon vom 10. bis 14. Lebensjahr beobachtet werden können. Die der Kindertuberkulose eigentümlichen pathologischen Prozesse entwickeln sich aus der erstmaligen Infektion eines Kindes mit Tuberkelbazillen. Sie unterscheiden sich durch ihren Verlauf und ihre Prognose wesentlich von den Erwachsenenformen, bei denen exogene und endogene Reinfektionen eine Rolle spielen und konstitutionelle sowie immunbiologische Faktoren stärker wirksam sind. Die Unterschiede im Ablauf der tuberkulösen Krankheitsbilder zwischen Kindes- und Erwachsenenalter beruhen letzten Endes auf einer Änderung der spezifischen Reaktionsfähigkeit, die die Tuberkelbazillen durch ihre Leibesbestandteile im menschlichen Organismus hervorrufen. Sie umfaßt sowohl reaktive Gewebsveränderungen wie auch immunbiologische Vorgänge. Das durch die Leibesbestandteile des Tuberkelbazillus veränderte Reaktionsvermögen des Gewebes bezeichnet man nach v. PIRQUET als „*Allergie*".

Allergie

Das charakteristische morphologische Substrat der Erstinfektion ist der „*Primärkomplex*". Dieser besteht aus dem „*Primärherd*" am Invasionsorte der Tuberkelbazillen und aus dem regionären, ebenfalls tuberkulös erkrankten *Lymphknoten*. Mit der Entstehung des Primärkomplexes entwickelt sich die tuberkulöse Allergie. Jetzt reagiert der Körper auf eine zweite Infektion mit Tuberkelbazillen (Reinfektion) ganz anders als auf die Erstinfektion: Die lokalen Gewebsveränderungen sind viel heftiger und von massiven entzündlichen Vorgängen begleitet. Alle Reaktionen sind aber örtlich begrenzter und verlaufen ohne Lymphknotenbeteiligung. Sie klingen schneller wieder ab als bei der Primärinfektion. Die Reinfektion bleibt also auf die Eintrittsstelle beschränkt, falls die Zahl der infizierenden Bazillen nicht zu groß ist. Diese Verhältnisse kommen klar in dem sog. *Kochschen Grundversuch* (S. 4) am Meerschweinchen zum Ausdruck. Aus diesem Versuch geht auch hervor, daß der Körper außer der tuberkulösen Allergie noch eine gewisse *Immunität* gegenüber den Tuberkelbazillen erwirbt, die die weitere Ausbreitung der Erreger mehr oder weniger stark hemmt. In Analogie zu diesem Grundversuch am Tier kann sich auch beim Menschen aus einer Kindheitsinfektion unter dem Einfluß der daraus entstandenen Allergie und relativen Immunität eine Erwachsenenform der Tuberkulose (Frühinfiltrat, Phthise) entwickeln. Diese verläuft dann ohne die für die Erstinfektion typischen regionären Lymphknotenschwellungen, hat starke Tendenz zur Einschmelzung und bleibt meist auf das betreffende Organ beschränkt. Entsprechend kann auch ein Erwachsener, der niemals eine Tuberkuloseinfektion während seiner Kindheit durchgemacht hat, auf eine spätere Infektion nicht sofort mit einer Phthise, sondern nur mit einer „kindlichen“ Tuberkuloseform, einem Primärkomplex, reagieren. Freilich ist der Verlauf der tuberkulösen Erstinfektion beim Erwachsenen dann oft bösartiger (Primärherdphthise!) als im Kindesalter.

Die tuberkulöse Allergie, die man durch die Tuberkulinreaktionen der Haut (S. 16) nachweisen und messen kann, wird erst etwa 6 Wochen nach der Infektion mit Tuberkelbazillen manifest. Während dieser anteallergischen Phase („biologische Inkubationszeit“ nach R. W. MÜLLER) können aber schon klinische und röntgenologische Zeichen einer Tuberkulose vorhanden sein, da zu ihrer Entwicklung nur 2 bis 3 Wochen notwendig sind. Dieser Zeitraum entspricht der sog. klinischen Inkubationszeit. Tuberkelbazillen können schon während des anteallergischen Stadiums ausgeschieden werden.

1. Die Stadienlehre von Ranke

Aus klinischen Beobachtungen und pathomorphologischen Untersuchungen dachte RANKE (1916) die Grundlagen für die gedankliche Synthese einer universellen Betrachtungsweise der Tuberkuloseformen abzuleiten. Er konnte enge Beziehungen zwischen den pathologisch-anatomischen Veränderungen im Körper und gleichzeitigen allergischen und immunbiologischen Vorgängen aufzeigen. Die daraus entstandene entwicklungsgerechte Auffassung des Tuberkuloseablaufes scheint uns auch heute noch die beste Grundlage für das Verständnis der vielfältigen klinischen Bilder zu sein. Die unvermeidlichen Nachteile eines konstruierten und analogisierenden Systems werden allerdings im Augenblick der Anwendung auf biologische Vorgänge auch bei diesem Syntheseversuch mitunter sichtbar. Im ganzen gesehen erhielt aber die Forschung durch RANKE viele fruchtbare Anregungen, und obgleich über die Betrachtungsweise des Tuberkuloseablaufes noch keine Einigkeit erzielt wurde, dient seine Stadienlehre jeder Diskussion zur didaktischen Einordnung der jeweiligen klinischen Bilder.

Nach RANKE folgen im Ablauf der menschlichen Tuberkulose drei Stadien aufeinander:

1. das Stadium der Primärinfektion,
2. das Stadium der Generalisation,
3. das Stadium der isolierten Organtuberkulose.

Nicht alle beobachteten Tuberkuloseformen können mühelos in dieses Schema eingeordnet werden.

So findet z. B. die späte Generalisation, die Miliartuberkulose des Erwachsenen, keinen Platz. Auch kann das 2. Stadium, die Generalisation, vollkommen fehlen, wenn die Infektion mit der Ausbildung des Primärkomplexes zur Ruhe gekommen ist. Trotzdem ist ein Aufflackern als isolierte Organtuberkulose im Erwachsenenalter nicht ausgeschlossen.

Manche Autoren (ASCHOFF, BEITZKE, HUEBSCHMANN) grenzen nur 2 Perioden im Verlauf der Tuberkulose ab und fassen das 1. und 2. Stadium von RANKE zusammen. Unter der „Primärperiode“ verstehen sie alle Entwicklungsmöglichkeiten von der Infektion bis zur akuten Ausbreitung (käsige Pneumonie, Miliartuberkulose, Meningitis tuberculosa) oder bis zur Ausheilung. Die 2. oder die „Periode der

Reinfektion" beginnt erst nach der Ausheilung des Primärkomplexes und seiner Folgen, wenn also der Primärherd wieder aufflammt, ältere hämatogene Streuungen exazerbieren oder durch exogene Neuinfektionen frische Herde im Obergeschoß der Lunge entstehen.

Zusammengefaßt führt also die tuberkulöse Infektion zu einer örtlichen Reaktion in Form des Primärkomplexes (1. Stadium). Die ersten, gegen die Tuberkelbazillen gerichteten Abwehrvorgänge im Primärherd sind unspezifisch und werden auch bei anderen Erregern beobachtet (unspezifische Mikropneumonie). Erst im weiteren Verlauf entwickelt sich mit der Verkäsung des Erstherdes das typische tuberkulöse Granulationsgewebe mit zahlreichen Epitheloidzellen, Langhansschen Riesenzellen und Lymphozytenwall: *der Tuberkel.*

Im 2. Stadium hat sich bereits eine starke Überempfindlichkeit des Körpers gegenüber den Tuberkelbazillen herausgebildet, die u. a. an der starken Tuberkulin-Allergie der Haut zu erkennen ist. Trotzdem kann es jetzt zur Generalisation oder Streuung der Tuberkulose kommen, der im Prinzip 4 Wege offenstehen. Man unterscheidet eine Ausbreitung durch

1. direktes Wachstum des tuberkulösen Herdes,
2. durch lymphogene,
3. durch hämatogene und
4. durch bronchogene Aussaat von Tuberkelbazillen oder tuberkulösem Material.

Im 3. Stadium hat der Körper, abhängig von dem Alter des tuberkulösen Prozesses, bereits eine so starke relative Immunität erworben, daß hämatogene Streuungen meist nicht mehr angehen. Die Ausbreitung der Tuberkulose aus ihren isolierten Organherden ist dann nur noch auf vorgebildeten Wegen, z. B. im Darm, im Bronchus oder im Ureter, möglich.

In großen Zügen kann man also jedem Stadium der Tuberkulose einen bestimmten immunbiologischen Zustand des Organismus zuordnen. Dieser wieder findet seinen morphologischen Ausdruck in den typischen anatomischen Veränderungen, die aus dem Angriff der Tuberkelbazillen und ihrer Toxine, aus der zelligen, humoralen und nervalen Abwehr des Körpers und damit aus dem jeweiligen Stadium der Allergie und Immunität entstehen.

Durch die Arbeiten von HUEBSCHMANN, REDEKER u. a. hat die Stadienlehre Rankes eine weitere Ergänzung erfahren, indem jeder einzelne neue „*Schub*" der Tuberkulose in die morphologische Untersuchung einbezogen wurde. HUEBSCHMANN spricht von einer histiogenetischen Betrachtungsweise des einzelnen Tuberkels, insofern nämlich, als eine Reihe typischer Phasen im histologischen Ablauf der Infektion oder des Schubes aufeinanderfolgen. Zuerst erscheint an der Stelle der exo- oder endogenen Reinfektion ein serofibrinöses Exsudat mit zahlreichen Leukozyten und Phagozyten. In diesem *exsudativen* Stadium des Schubes gleicht das Bild einer unspezifischen, akuten Entzündung. Im nachfolgenden *produktiven* Stadium entwickelt sich der Epitheloid-Riesenzell-Tuberkel. Während der Ausheilung wird dieser durch reichliche Faserbildung zwischen den Epitheloidzellen in eine *fibröse* Narbe umgewandelt, falls es nicht schon vorher zur Verkäsung des Tuberkels gekommen ist. Der tuberkulöse Käse entsteht noch während der exsudativen Phase aus dem Exsudat, absterbenden Exsudatzellen, Gewebsteilen und Fibrin unter Quellung und Nekrose der Proteinsubstanzen (Kolliquationsnekrose). Im weiteren Verlauf kann die Verkäsung unter Abkapselung und Verkalkung klinisch ausheilen und vernarben. Bei ungünstigem Ausgang aber folgt auf die *Verkäsung* die *Erweichung.* Es kommt unter dem Einfluß fermentativer Prozesse zur Einschmelzung des Gewebes und damit zur Geschwürsbildung oder – in der Lunge – zur Kaverne. Diese einzelnen Phasen können in den Herden eines tuberkulösen Schubes oder mehrerer aufeinanderfolgender Schübe in den verschiedensten Zustandsbildern nebeneinander vorhanden sein.

2. Immunität

Neben der eigentlichen Immunität, die als Reaktion auf eine tuberkulöse Infektion entsteht, muß man eine artgebundene Resistenz gegenüber den Tuberkelbazillen annehmen. Diese Resistenz ist beim Menschen und bei anderen, manchmal nur wenig tuberkuloseempfindlichen Säugetieren schon vor der Infektion vorhanden. Sie ist starken individuellen und zeitlichen Schwankungen unterworfen und hat als „Gestaltungsfaktor" große Bedeutung für den späteren Verlauf der Tuberkulose.

Das Phänomen der tuberkulösen Immunität wurde zuerst von ROBERT KOCH in seinem Wesen erkannt und in dem schon erwähnten *Grundversuch* beschrieben. In diesem Experiment reagiert das reinfizierte Meerschweinchen an der Impfstelle nicht wieder mit einem Ulkus und starker Schwellung der zugehörigen Lymphdrüsen wie bei der Erstinfektion, sondern nach kurzdauernder lokaler Entzündung wird die Infektion ohne Drüsenschwellungen schnell abgegrenzt und heilt aus.

Der Kochsche Grundversuch konnte ursprünglich von anderen Nachprüfern nicht bestätigt werden. Erst RÖMER zeigte, daß der durch die Erstinfektion erworbene Schutz nur beschränkt ist. Die Reinfektion mit kleinen Dosen von Tuberkelbazillen führt im Kochschen Grundversuch zu schnell abheilenden Veränderungen oder wird sogar äußerlich reaktionslos vertragen. Große Bazillenmengen dagegen können die erworbene Immunität ohne weiteres durchbrechen. Der bereits tuberkulöse Organismus scheint dann fast noch widerstandsloser gegen die neue massige Infektion zu sein als der gesunde Körper.

Der durch die Erstinfektion erworbene Schutz besteht nur so lange, wie noch lebende Erreger im Körper vorhanden sind. Ist die Erkrankung geheilt, sind die Tuberkelbazillen abgestorben oder werden sie, was im Tierversuch möglich ist, durch die Exstirpation des befallenen Gewebes entfernt, so erlischt auch die Immunität. Es handelt sich also um eine an den infektiösen Herd gebundene sog. Infektionsimmunität.

Die Immunität gegenüber den Tuberkelbazillen beruht zum größten Teil auf bestimmten erworbenen Eigenschaften der Körperzellen, ist also vorwiegend als *zellulärer* Vorgang aufzufassen.

Im Tuberkel selbst werden die Abwehrfunktionen vor allem von den Epitheloidzellen übernommen. Sie entstehen – wohl durch den Reiz des Tuberkelbazillen-Proteins (CATEL) – aus den Histiozyten und Adventitiazellen der Kapillaren (LETTERER) oder aus Retikulumzellen (FRESEN). An diese spezifischen, zur Vernichtung der Tuberkelbazillen befähigten Mesenchymzellen ist die zelluläre Abwehr gebunden (BESSAU, WURM, CATEL). Im Tierversuch lassen sich zwar humorale Antikörper (Agglutinine, Präzipitine, komplementbindende Antikörper) künstlich erzeugen und auch beim tuberkulosekranken Menschen wurden Nachweismethoden (Antigene nach WITEBSKI, KUHN und KLINGENSTEIN, HERRMANN, VELTMAN u.a.) entwickelt, sie haben jedoch keinen wesentlichen Einfluß auf den Ablauf der tuberkulösen Erkrankung. Ihr Nachweis hat nur diagnostische Bedeutung.

Der Kochsche Grundversuch hatte ergeben, daß der tuberkulöse Organismus einen gewissen Schutz gegen eine Neuinfektion erwirbt. Diese Immunität war eng mit einer Überempfindlichkeit des Körpers gegen Leibesbestandteile und Stoffwechselprodukte des Tuberkelbazillus gekoppelt. Die Tiere reagierten auf Tuberkelbazillen allergisch oder besser hyperergisch. Diese Hyperergie ließ sich auch mit abgetöteten Bazillen erzeugen. Daß beim Menschen Hyperergie und Immunität eng verbunden sind, geht aus Beobachtungen an Schwesternschülerinnen hervor. Schwestern, welche beim Dienstantritt auf einer Tuberkulosestation noch negativ auf Tuberkulin reagierten, erkrankten während der Arbeit auf dieser Station viel häufiger an Tuberkulose als die schon von vornherein tuberkulinpositiven Schwestern. Man muß also einen engen

Zusammenhang von Allergie und Immunität annehmen, dergestalt, daß im allgemeinen ohne Allergie keine Immunität entsteht.

In der Praxis versteht man unter tuberkulöser Allergie meist nur die Allergie gegen *Tuberkulin*, einen Stoff, der von den Tuberkelbazillen als Proteinabbauprodukt in ihre Nährflüssigkeit ausgeschieden wird. Tuberkulin besitzt jedoch keine volle Antigenwirkung; es ist nur ein Hapten (S.17). Während der tuberkulösen Erstinfektion entwickeln sich aber noch weitere allergische Reaktionen gegen andere Antigene des Tuberkelbazillus, z. B. gegen die Phosphatide, Proteine und Kohlenhydrate. Auch das Wachs der Bazillen scheint nach den Untersuchungen von RAFFEL für die Entstehung der typischen Tuberkulinallergie eine wichtige Rolle zu spielen. Diese einzelnen Antigene bezeichnet MUCH (1913) als *Partialantigene*, ohne jedoch deren chemischen Aufbau damals besser als in groben Zügen zu erkennen. Die weitgehende chemische Konstitutionsaufklärung dieser Verbindungen ist erst R. J. ANDERSON in den letzten drei Jahrzehnten gelungen.

Wenn sich im Verlauf der tuberkulösen Infektion eine besondere Allergie gegen jedes Partialantigen entwickelt, so resultiert eine Hyper- oder Hypoergie gegen jedes Antigen. In der Summe dieser Partialantigene des Bazillenleibes ist anscheinend auch jener heute noch unbekannte Stoff verborgen, der zur Ausbildung der Immunität führt.

Die Immunität gegenüber einer tuberkulösen Infektion ist also nur insofern mit der Tuberkulinallergie gekoppelt, als beide auf den gleichen Allergisierungsprozeß zurückzuführen sind. Es ist aber durchaus möglich, daß die einzelnen Partialallergien zeitweise verschieden stark entwickelt sind, und daß eine starke Immunität auch bei geringer Tuberkulinallergie bestehen kann und umgekehrt. Durch wiederholte Tuberkulininjektionen gelingt es auch, die Hyperergie gegen Tuberkulin abzuschwächen und zum Verschwinden zu bringen, ohne daß die Immunität geschädigt wird. Diese iatrogene, anscheinende Trennung von Allergie und Immunität ist nach dem Vorstehenden verständlich. Für die Praxis ergibt sich daraus die Folgerung, daß der Grad der Tuberkulinallergie nichts Sicheres über die gleichzeitig vorhandene Immunität gegenüber der Tuberkulose aussagen kann.

3. Konstitution und Disposition

Die Begriffe Konstitution und Disposition umfassen die genotypischen, in der Erbmasse gelegenen Bedingungen, die den Ablauf einer Tuberkuloseinfektion bestimmen. Die Disposition hängt eng mit der schon erwähnten angeborenen Resistenz zusammen. Sie spielt für den Verlauf der Tuberkulose beim einzelnen Patienten eine nicht zu unterschätzende Rolle, wie aus den Untersuchungen von DIEHL und VERSCHUER an bestimmten Tierstämmen und an eineiigen Zwillingen hervorgeht. In 65% aller Fälle erkrankten die Zwillinge gleichartig, auch wenn sie nicht zusammen lebten. Das Wesen dieser familiären Krankheitsdisposition sieht CATEL in einer funktionellen Asthenie der Epitheloidzellen oder ihres Bindegewebes.

Oft wurde bestimmten Körperbauformen (Habitus asthenicus und phthisicus) eine besondere Disposition zur Tuberkulose zugeschrieben. Für das Kindesalter ist der Habitus phthisicus jedoch abzulehnen. Er findet sich als Endzustand bei fortgeschrittener Tuberkulose und ist im Beginn der Erkrankung nicht vorhanden. Auch der asthenische Habitus mit schmalem, flachem Thorax, enger Brustkorbapertur und abstehenden Schulterblättern deutet durchaus nicht auf eine vermehrte Disposition hin. Es gibt keine besondere Form des Körperbaues, welche prima vista zur Diagnose zu verwerten wäre.

KLARE faßt die restlichen Faktoren, die endogen den Tuberkuloseablauf beeinflussen können, unter dem Begriff der Konstitution zusammen. Er versteht darunter neben der Erbmasse die Umwelteinflüsse, die deren Erscheinungsbild prägen. In dem Bestreben, etwas über die Prognose im Einzelfalle auszusagen, stellte KLARE zwei konstitutionelle Reaktionstypen auf, nämlich solche mit maximaler Reizbeantwortung (exsudative Diathese) und andere mit minimaler Reizantwort (Asthenia universalis mit gering entwickelter, funktionell schwacher Muskulatur, schlechter Antikörperbildung usw.). Zwischen beiden Formen sollten alle Übergänge möglich sein. Die reizbare Konstitution wurde besonders bei Kindern mit blonden Haaren und heller, empfindlicher Haut angenommen. Sie sollte nach der Vermutung KLARES den Verlauf der kindlichen Tuberkulose günstig beeinflussen, die verminderte Reizbeantwortung dagegen zum ungünstigen Ausgang neigen. Nachuntersuchungen an einem großen Krankengut haben aber gezeigt, daß es unmöglich ist, aus derartigen Konstitutionsbestimmungen die Prognose einigermaßen sicher zu stellen.

Eng verknüpft mit den erbbedingten Faktoren wirken die Einflüsse, die mit der Infektion selbst verbunden sind (Virulenz des Erregers, Eintrittspforte, infizierende Erregermenge, Expositionsgrad, Alter zum Zeitpunkt der Infektion), auf den Tuberkuloseablauf ein. Auch die Umweltbedingungen wie andere Krankheiten, Unterernährung, Avitaminosen, klimatische und meteorologische Faktoren, Traumen und soziale Lage sind bedeutungsvoll. Dabei sind die einzelnen Kräfte oftmals in ihrer Wirkung nicht genau voneinander abzugrenzen. Im allgemeinen läßt sich aber sagen, daß die erbliche Disposition bei den Kindheitsformen der Tuberkulose nicht so deutlich sichtbar wird wie bei den chronischeren Erkrankungen der Erwachsenen. Die labileren Prozesse des Kindesalters werden weit mehr noch von Umwelteinflüssen bestimmt.

4. Der Tuberkelbazillus

Der Krankheitserreger der Tuberkulose wurde 1882 von ROBERT KOCH entdeckt und seither als *Tuberkelbazillus* oder als KOCHscher Bazillus bezeichnet. Er ist jedoch kein Sporenbildner und wäre deshalb besser Tuberkulosebakterium zu nennen. In der Praxis wird man aber wohl den allgemein eingebürgerten Namen Tuberkelbazillus weiterhin verwenden und nur im wissenschaftlichen Sprachgebrauch von *Mycobacterium tuberculosis* sprechen. Als Erreger der Tuberkulose beim Menschen kommen von den verschiedenen Arten des Mycobacterium tuberculosis vor allem der *Typus humanus* und *bovinus* in Frage, letzterer um so mehr, je häufiger in dem betreffenden Lande die Rinderbestände mit Tuberkulose verseucht sind. Infektionen mit dem *Typus gallinaceus*, dem Erreger der Geflügeltuberkulose, sind nur äußerst selten beschrieben worden. Sowohl die humane als auch die bovine Variation des Tuberkelbazillus sind in gleicher Weise für den Menschen pathogen. Die Existenz einer filtrierbaren sog. L.-Form des Tuberkelbazillus wurde besonders von französischen Forschern (CALMETTE u. a.) vermutet. Sie konnte kürzlich von BASSERMANN im Elektronenmikroskop sichtbar gemacht werden. Erst der Nachweis von Tuberkelbazillen sichert die Diagnose einer tuberkulösen Erkrankung. Die dazu notwendigen Untersuchungsmethoden haben deshalb für die Klinik große Bedeutung. Besonders wichtig ist im Kindesalter die Untersuchung des morgens nüchtern gewonnenen Magensaftes, da das Sputum von kleinen Kindern häufig verschluckt wird.

a) Mikroskopische Untersuchung

Für die mikroskopische Betrachtung sind vor allem kleine Sputumflocken und Sedimente von Liquor cerebrospinalis (hier auch gut das Spinnwebgerinnsel!), Magensaft und Urin geeignet. Das Untersuchungsmaterial wird mit oder ohne Anreicherung durch Antiforminbehandlung auf einem Objektträger ausgebreitet und nach ZIEHL-NEELSEN gefärbt. Unter Anreicherung versteht man einen Sedimentierungsvorgang durch scharfes Zentrifugieren, nachdem vorher alle Schleimbestandteile und Erreger des Untersuchungsmaterials – mit Ausnahme der Tuberkelbazillen – durch den Zusatz von Antiformin (Mischung aus NaOCl und NaOH) aufgelöst wurden. Die im Sediment niedergeschlagenen Tuberkelbazillen sind noch für die Aussaat auf Nährböden zur kulturellen Untersuchung geeignet.

Die Färbung nach ZIEHL-NEELSEN wird folgendermaßen ausgeführt:

Die lufttrockenen und durch kurzes Abflammen fixierten Ausstriche werden mit Karbolfuchsinlösung bedeckt und auf der Färbebank vorsichtig mit der Flamme bis zum Aufsteigen von Dampfwolken (nicht kochen) erhitzt. Anschließend läßt man die heiße Farblösung noch 2 Minuten lang einwirken und spült mit Wasser ab. Durch Aufgießen von Salzsäure-Alkohol wird 1 bis 2 Minuten lang entfärbt, dann wieder mit Wasser abgespült. Kurzes Gegenfärben mit Löfflerscher Methylenblaulösung bis zu 1 Minute, abspülen, trocknen. Die Tuberkelbazillen sind rot, das übrige Material ist blau gefärbt.

Es sei erwähnt, daß die mikroskopische Untersuchung mit dieser auf der Säurefestigkeit der Tuberkelbazillen (Gehalt an Mykolsäure) beruhenden Färbung zahlreiche Fehlermöglichkeiten durch andere nichtpathogene, aber ebenfalls säurefeste Erreger (z.B. Smegmabazillen) in sich schließt. Beweisend ist nur die Kultur und der Tierversuch.

b) Kultur

Wesentlich sicherer als die mikroskopische Untersuchung auf Tuberkelbazillen ist das Kulturverfahren. Sputum, Magensaft, Faeces, Urin, Exsudat, Eiter und Liquor cerebrospinalis werden nach entsprechender Vorbehandlung (6%ige Schwefelsäure, Zentrifugieren, Waschen des Sedimentes mit steriler, physiologischer Kochsalzlösung) auf Spezialnährböden (HOHN, PETRAGNANI, SAUTON u.a.) ausgestrichen oder in flüssige Nährmedien (DUBOS, KIRCHNER) eingebracht. Eine Beurteilung ist je nach dem Wachstum in 3 bis 6 Wochen möglich.

c) Tierversuch

Die sicherste Untersuchungsmethode auf Tuberkelbazillen ist ohne Zweifel der Tierversuch am hochempfindlichen Meerschweinchen. Dem tuberkulinnegativen Tier wird dabei das entsprechend angereicherte und vorbereitete Untersuchungsmaterial unter die Haut der Schenkelbeuge injiziert. Waren lebende Tuberkelbazillen vorhanden, so entwickelt sich nach etwa 4 Wochen eine Verkäsung der regionären Lymphknoten und eine disseminierte Tuberkulose.

5. Infektionswege

Die Wege, auf denen die Tuberkelbazillen in den Körper eindringen können, hängen eng mit der Herkunft der Bazillen zusammen und damit auch mit dem jeweiligen Typus des Erregers. Die Hauptansteckungsquelle für das Kind ist der an einer offenen Lungentuberkulose erkrankte Mensch, meist ein Erwachsener. Von diesem ausgehend gelangen die Tuberkelbazillen durch die Einatmung feinster Hustentröpfchen oder Staub (Tröpfchen- und Staubinfektion) in die Lungenalveolen. Durch die Entwicklung der Chemotherapeutika ist die Zahl der offentuberkulösen

Kranken, die nicht stationär aufgenommen oder asyliert werden, im Zunehmen begriffen, so daß auch die Zahl der durch Tröpfcheninfektion infizierten Kinder in Zukunft größer werden wird. Durch Unsauberkeit kleiner Kinder im Spielalter kann die Übertragung ebenfalls zustande kommen. *(Schmutz-* und *Schmierinfektionen.)* Auf diesen beiden Wegen wird im wesentlichen der Typus humanus übertragen, jedoch kann – wenn auch seltener – der bovine Erreger in gleicher Weise verbreitet werden. Säuglinge und Kleinkinder können leicht mit der durch den Typus bovinus infizierten Milch tuberkulosekranker Kühe vom Verdauungstraktus aus angesteckt werden *(Fütterungsinfektion)*. Im allgemeinen sind aber Säuglinge der Infektion mit bovinen Erregern meist weniger ausgesetzt, da sie mit abgekochter Milch ernährt werden. Erst im Kleinkindes- und Schulalter werden die Kinder häufiger durch rohe Milch infiziert.

Die angeführten Infektionswege lassen sich in der folgenden Übersicht zusammenfassen, wobei ihre Häufigkeit etwa aus den angeführten Prozentzahlen hervorgeht.

Einatmungsinfektion (80 bis 90%)
Humaner Typus: 98%
Infektionsquelle: Menschen mit offener Lungentuberkulose vom humanen Typ
Boviner Typ: 2%
Infektionsquellen: a) tuberkulöses Vieh (Staub, Tröpfchen),
b) Menschen mit offener Lungentuberkulose bovinen Ursprungs (2%).

Fütterungsinfektion (10 bis 20%)
Humaner Typ: Infektionsquellen sind tuberkulöse Menschen (Schmutz- und Schmierinfektion)
Boviner Typ: Milch von tuberkulösem Vieh (Kühe usw.)
Selten werden auch in der Milch tuberkulosekranker Mütter Tuberkelbazillen gefunden.

Die durch den humanen und bovinen Typ beim Menschen hervorgerufenen Lungentuberkulosen haben die gleiche Prognose. Der Eindruck der scheinbaren Gutartigkeit des bovinen Typs kann allerdings manchmal dadurch entstehen, daß von diesen Erregern – durch den erwähnten Infektionsweg bedingt – hauptsächlich der widerstandsfähigere Verdauungskanal befallen wird. Eine abdominale Fütterungstuberkulose kann aber ebenso häufig zu einer Miliartuberkulose oder Meningitis tuberculosa führen wie von thorakalen, den Typus humanus enthaltenden Herden aus. Im Kindesalter ist durch die reichliche Milchernährung in diesem Lebensabschnitt die bovine Darminfektion häufiger als beim Erwachsenen. Die dafür angegebenen Prozentzahlen schwanken je nach der Häufigkeit der Rindertuberkulose in den betreffenden Gebieten und der Verbreitung des Genusses von roher Milch. In Süddeutschland und in Österreich ist mit geringerer boviner Infektionshäufigkeit zu rechnen als im Norden, nach Bessau auch in Berlin, wo Zahlen von 30 bis 50% angegeben wurden. Es sei noch erwähnt, daß selbst eine dermatogene Übertragung der Tuberkulose durch Schmierinfektionen (Wunden, Schleimhäute) möglich ist. Auch eine diaplazentare Infektion (konnatale Tuberkulose) wurde beschrieben. Diese ist jedoch so selten, daß sie keine praktische Bedeutung besitzt. In den letzten 70 Jahren wurden etwa 100 Fälle mitgeteilt. Die Ansteckung des Fetus erfolgt nicht durch die Infektion der Ei- oder Samenzelle, sondern über die Eihäute oder die Plazenta. Von dort aus dringen die Tuberkelbazillen in den Blutkreislauf des Kindes ein oder gelangen in das Fruchtwasser. Der Primärkomplex wird meist in der Leber oder – nach Fruchtwasseraspiration – in der Lunge gefunden. Die konnatale Tuberkulose nahm früher einen unaufhaltsamen Verlauf. Jetzt scheint jedoch eine frühzeitige Streptomycinbehandlung (25 mg/kg Körpergewicht) die Heilungsaussichten zu verbessern.

6. Der Zeitpunkt der Infektion

Das Lebensalter zur Zeit der Tuberkuloseinfektion ist für die Prognosestellung von größter Bedeutung. Ganz allgemein läßt sich sagen, daß die Folgen der Anstekkung um so geringer sind, je älter das betreffende Kind ist. Man kann sogar ein „optimales Infektionsalter“ angeben, in dem die Infektion meist gut überwunden wird: das jüngere Schulalter. Während und nach der Pubertät ist die Prognose der Erstinfektion schon wieder schlechter. Weitaus am ungünstigsten liegen die Verhältnisse im Säuglingsalter. Auch unter der Voraussetzung, daß der infizierte Säugling sofort von der Infektionsquelle getrennt wurde, starben vor der Ära der modernen antibiotischen und chemischen Therapie etwa 90% der im ersten Trimenon infizierten Säuglinge an ihrer Tuberkulose. Im ersten Lebenshalbjahr betrug die Letalität noch 50 bis 70%, bei der Infektion im zweiten Lebenshalbjahr noch 30 bis 50% und vom ersten Lebensjahr ab etwa 10%. Bis zum Alter von 3 bis 4 Jahren muß man praktisch jedes tuberkuloseinfizierte Kind auch als aktiv tuberkulosekrank und durch hämatogene Streuungen gefährdet ansehen. Im 5. und 6. Lebensjahr erkranken überhaupt nur noch 5 bis 10% aller Kinder, die in diesem Alter infiziert werden, später noch weniger.

7. Infektionsformen

Nach den Untersuchungen von B. LANGE genügt ein einziger Bazillus, um in der Lunge einen tuberkulösen Herd zu erzeugen. Der weitere Verlauf der Infektion wird dann stark von der Häufigkeit neuer Bazillenaufnahmen beeinflußt. REDEKER unterscheidet deshalb

1. die gelegentliche Infektion,
2. die einschleichende Infektion und
3. die Überfallsinfektion.

Die *gelegentliche Infektion* kommt meist einmalig und extrafamiliär zustande. Sie ist – durch die größeren Kontaktmöglichkeiten in diesem Lebensabschnitt – im Schulalter am häufigsten und bleibt meist ohne Folgen. Auch bei der *einschleichenden Infektion* hat das Kind Zeit, zunächst in Ruhe eine relative Immunität auszubilden. Kommt es aber nun häufig zu neuen Infektionen (Superinfektionen), so reicht im Beginn der Schutz der erworbenen Immunität noch aus. Bei weiteren Infektionen ist aber die Leistungsbreite der Immunität einmal erschöpft, so daß eine tuberkulöse Erkrankung mit wechselnden Schüben ihren Anfang nimmt. Die einschleichende Infektion kommt am häufigsten in vorher tuberkulosefreien Familien vor, in denen ein Familienmitglied an einer offenen Tuberkulose erkrankt. Zunächst streut der Erkrankte erst wenig, mit dem Fortschreiten der Phthise häufen sich die Superinfektionen der Angehörigen und damit die Krankheitsschübe des Kindes. Bei der *Überfallsinfektion* ist es dem Kinde unmöglich, ungestört die notwendige spezifische Immunität und Allergie zu entwickeln, weil sofort pausenlos weitere Infektionen folgen. Es kommt zu einer schweren Primärtuberkulose mit der Gefahr der Primärphthise oder Frühgeneralisation. Der Überfallsinfektion braucht das Kind nur vorübergehend (Tage, Wochen) ausgesetzt zu sein; es wird doch schwer erkranken. Oft kommt sie extrafamiliär zustande, etwa durch einen tuberkulosekranken Nachbarn oder durch den Besuch eines offentuberkulösen, streuenden Verwandten in der Familie. Noch ungünstiger wirkt sich die Überfallsinfektion aus, wenn ihr das Kind fortwährend ausgesetzt ist. Das ist der Fall, wenn ein Säugling in eine Phthisikerfamilie hineingeboren wird. Diese Kinder gehen fast alle durch die dauernden Superinfektionen zugrunde, wenn sie nicht rechtzeitig von der Ansteckungsquelle isoliert werden.

Man kann annehmen, daß sich fast jeder Mensch im Laufe seines Lebens mit Tuberkelbazillen infiziert. Der Zeitpunkt ist von der Umwelt abhängig, z.B. davon, ob der Betreffende auf dem Lande oder in der Großstadt lebt. Bei gleicher Prüftechnik mit Tuberkulin ergaben sich etwa folgende Zahlen, die als Anhalt dienen mögen: Vor dem ersten Weltkriege waren in Wien etwa 94% aller Kinder im Alter von 14 Jahren mit Tuberkulose infiziert, d.h. sie hatten positive Tuberkulinproben (HAMBURGER und MONTI). In den folgenden Jahrzehnten ist diese starke Durchseuchung aber überall zurückgegangen. So waren von den sechsjährigen Knaben 1919 noch 21% tuberkulinpositiv, 1930 dagegen nur etwa 8%. Von den 14 Jahre alten Kindern sind in Deutschland vor dem letzten Kriege (1939) wahrscheinlich nur noch 40 bis 50% mit Tuberkulose infiziert gewesen. 1952 reagierten in Bayern bis zum 14. Lebensjahr 43% aller Kinder auf Tuberkulin positiv.

8. Hygiene und Ernährung

Wenn die Tuberkulose – ganz allgemein gesprochen – eine Erkrankung ist, deren Häufigkeit wesentlich durch die sozialen Lebensumstände der untersuchten Menschengruppe bestimmt wird, so gilt das in besonderem Maße für die Kindertuberkulose. Die Umstände, die die Durchseuchung befördern, sind vor allem durch die beiden Weltkriege geschaffen worden. Hunger, Wohnungselend, Strapazen, Durchmischung großer Menschenmassen und Verschlechterung der hygienischen Verhältnisse waren die Kriegsfolgen. Unter diesen Umständen blieben viele Infektionsquellen unerkannt. Die Folge war ein erschreckendes Ansteigen der frischen tuberkulösen Erkrankungen. Die sonst gewohnte Erkrankungsziffer im Kindesalter verdoppelte sich fast, wobei häufig und frühzeitig endothorakale Formen beobachtet wurden. Die Tuberkulose verlief bei Knaben besonders schwer, was wohl mit der auch sonst geringeren Hungerresistenz der Knaben zusammenhängt.

Überhaupt ist die Ernährung nach ihrer Menge und Zusammensetzung von größter Bedeutung für den Ablauf einer tuberkulösen Erkrankung. Wie aus den Nachkriegserfahrungen und aus Tierversuchen hervorgeht, wird die Tuberkulose durch eine kohlenhydratreiche, fett- und eiweißarme Ernährung ungünstig beeinflußt. Eine kalorienreiche Nahrung mit größeren Mengen hochwertiger Fette, Lipoide und Proteine fördert dagegen die Heilung.

Über den Einfluß anderer Infektionskrankheiten auf die Tuberkulose ist folgendes zu sagen:

Kinder erkranken weitaus häufiger an akuten Infektionskrankheiten als Erwachsene, wobei diese Infektionen eine gleichzeitig bestehende Tuberkulose ungünstig beeinflussen können. Man muß jedoch bei der Annahme solcher Zusammenhänge vorsichtig sein, da eine Tuberkulose im Kindesalter oft schubweise und wechselvoll verläuft. Immerhin fürchtet man seit langem die ungünstige Wirkung von *Masern*, *Pertussis* und *Grippe*. Den ungünstigsten Einfluß auf eine Tuberkulose haben die Masern. Gerade die Masernpneumonie führt gern zum Aufflackern eines schon bestehenden spezifischen Lungenprozesses. WIESE und auch GOEBEL sahen in 20 bis 25% aller Fälle eine Verschlimmerung der Tuberkulose nach Masern. Mitunter lassen sich solche Zusammenhänge in der Anamnese des letzten halben Lebensjahres aufzeigen, noch weiter zurückliegende Masernerkrankungen können aber kaum mehr verantwortlich gemacht werden. Eine positive Tuberkulinhautreaktion verschwindet mit dem Aufblühen des Masernexanthems. Das Kind bleibt etwa eine Woche lang anergisch und reagiert erst dann wieder – mit langsam ansteigender Empfindlichkeit – auf Tuberkulin. Aus allem ist zu folgern, daß man jedes tuberkulosekranke Kind vor Masern schützen soll. Schon inkubierte Masern müssen mit Rekonvaleszentenserum oder Erwachsenenblut abgeschwächt werden. Auf diese Weise mitigierte Masern verschlimmern eine Tuberkulose nur in wenigen Fällen.

Weit seltener als nach Masern sieht man eine Mobilisation der Tuberkulose nach Keuchhusten. Nach neueren Statistiken sollen nach Keuchhusten etwa 5% mehr tuberkulöse Schübe auftreten als ohne Pertussis. Bei der Erkrankung eines tuberkulösen Kindes an Masern oder Keuchhusten sollte man deshalb zur Prophylaxe einer Streuung eine Kombinationsbehandlung mit Isonikotinsäurehydrazid (INH) und p-Aminobenzoesäure (PAS) für die Dauer einiger Wochen bis zu 3 Monaten verordnen. Scharlach, Diphtherie, Parotitis epidemica und Varizellen beeinflussen den Verlauf einer Tuberkulose nicht.

LITERATUR

Anderson: Fortschr. Chem. org. Naturstoffe *111*, 145 (1939).
Bassermann: Beitr. Klin. Tbk. *113*, 134 (1955).
Beitzke: in Aschoff, Pathol. Anatomie, Jena 1919.
Bessau: Klin. Wschr. 337 u. 385 (1925).
Bessau: IX. Ärztekonferenz der Dtsch. Verein. f. Säugl.- u. Kleinkinderschutz, Wien 1940.
Catel: Lehrbuch der Tuberkulose des Kindes und des Jugendlichen, Stuttgart 1954.
Fresen: Beitr. Klin. Tbk. *103*, 47 (1950).
Goebel: Ergebn. inn. Med. *36*, 126 (1929).
Hamburger und Monti: Münch. med. Wschr. Nr. 9 (1909).
Herrmann und Massenberg: Zschr. Kinderheilk. *67*, 191 (1949).
Huebschmann: Pathologische Anatomie der Tuberkulose, Berlin 1928.
Klare: Konstitution und Tuberkulose im Kindesalter, Leipzig 1935.
Lange: Infektionswege und Eintrittspforten der Tuberkulose, in Handbuch der Tuberkulosefürsorge, München 1926.
Letterer: Medizinische 1 (1953).
Much und Müller: Dtsch. med. Wschr. 13 (1915).
v. Pirquet: Berliner klin. Wschr. (1907).
Raffel: Amer. Rev. Tbc. 568 (1946).
Ranke: Dtsch. Arch. klin. Med. *119*, 201 (1916).
Redeker: in Simon und Redeker, Praktisches Lehrbuch der Kindertuberkulose, Leipzig 1930.
Römer: Beitr. Klin. Tbk. *22*, 265 (1912).
Wiese: Tbk.arzt 76 (1947).
Witebski, Kuhn und Klingenstein: Zbl. Bakt. Abt. I Orig. *122*, 65 (1931).
Wurm: Tbk.arzt 65 (1950).
Veltman: Klin. Wschr. 1108 (1952).

B. DIE DIAGNOSE EINER TUBERKULÖSEN ERKRANKUNG

Die Bedürfnisse der Praxis legen es nahe, kurz den Untersuchungsgang bei einem Kinde zu beschreiben, das mit dem Verdacht auf eine tuberkulöse Erkrankung in die Sprechstunde gebracht wird. Hierbei ist es notwendig, daß sich gerade der weniger Erfahrene bei der Untersuchung an ein gewisses Schema hält. Einmal um nichts zu vergessen, andererseits um eine so verantwortungsvolle und folgenschwere Diagnose nicht ohne die Erfüllung gewisser Kriterien (positive Tuberkulinreaktion!) auszusprechen.

Anamnese

Etwa 80% aller Erkrankungen können bereits aus einer geschickt erhobenen Anamnese vermutet werden. Die erste Frage muß immer die nach einer Kontaktmöglichkeit des betreffenden Kindes mit einem schon bekannten Tuberkulosekranken sein. Dieser Hinweis ist aber nur in etwa 30 bis 40% aller Fälle zu erwarten. Ein längeres Zusammensein ist dabei zur Infektion nicht erforderlich, schon wenige Minuten können genügen. Man muß genau festlegen, ob das Kind mit dem bezeichneten Tuberkulosekranken in der Familie oder seinem weiteren Lebenskreis zusammentreffen konnte oder ob diese Infektionsgelegenheiten schon weiter zurückliegen. Besonders wichtig sind auch die Wohnverhältnisse der Familie, wobei die Anwesenheit von Untermietern, Hausmädchen oder Großeltern in der gleichen Wohnung berücksichtigt werden muß. Oft erzählen die Eltern auch spontan von tuberkulosekranken oder -verdächtigen Spielgefährten und bringen ihr Kind deshalb besorgt zur Untersuchung.

Weiterhin ist in der Säuglingszeit genau nach der Möglichkeit einer Fütterungstuberkulose zu forschen. Wurde jemals, eventuell erst im Kleinkindesalter, rohe, d. h. nicht abgekochte Kuhmilch gegeben? Diese Frage nach der bovinen Milchinfektion sollte bei Kindern niemals vergessen werden. Die Mütter in der Stadt werden sie meist verneinen, die auf dem Lande dagegen oftmals bejahen.

Schließlich wird die Anamnese alle Infektionskrankheiten berücksichtigen müssen und dabei besonders die im letzten Halbjahr zu erfassen suchen.

Die von den Müttern geschilderten Allgemeinsymptome sind häufig sehr mannigfaltig. Es wird von schlechtem Aussehen, Blässe, Anorexie, Gewichtsabnahme, Fieber, Stimmungsschwankungen und Nachtschweißen berichtet. Mattigkeit, Blässe und Stimmungsschwankungen sind wegen ihrer Vieldeutigkeit kaum zu verwerten. Einzig bei der beginnenden Meningitis tuberculosa ist die Wesensveränderung diagnostisch wichtig. Eher wird schon eine stärkere Abmagerung den Verdacht auf eine tuberkulöse Erkrankung erwecken, selbst bei einer ausgedehnten Tuberkulose kann sie jedoch fehlen. Auch tuberkulöse Säuglinge sind oft durchaus nicht atrophisch. Häufig werden die Angehörigen auch durch die normalen Streckungsperioden des Kindes getäuscht, die eine scheinbare Abmagerung zur Folge haben. Hier hilft eine mehrmalige, genaue Gewichtskontrolle in bestimmten Abständen und der Vergleich mit den Normalmaßen weiter.

Appetitlosigkeit kommt bei allen chronischen, fieberhaften Erkrankungen als Begleitsymptom vor, aber auch neuropathische, falsch erzogene und konstitutionell abwegige Kinder werden häufig wegen Anorexie zum Arzt gebracht. Im allgemeinen ist die mangelnde Eßlust mehr ein Zeichen ausgedehnterer, schon vorgeschrittener Tuberkulosen.

Nachtschweiße sind den meisten Müttern als ein Symptom der Erwachsenentuberkulose bekannt. Man sieht diese zwar auch bei größeren phthisischen Prozessen älterer Kinder, eine mäßige Schweißabsonderung kann aber im Schlaf durchaus noch normal sein. Meist wird dieses Schwitzen zur Zeit des ersten Maximums der Schlaftiefe, also ein bis zwei Stunden nach dem Einschlafen beobachtet. Kleine Schweißtröpfchen können dann das Gesicht des Kindes bedecken. Bei rachitischen und neuropathischen Kindern läßt sich diese Schweißabsonderung aber auch während der ganzen Nacht und in den Morgenstunden beobachten.

Das wichtigste anamnestische Symptom ist ohne Zweifel das Fieber. Bei jedem Kinde, das längere Zeit scheinbar grundlos fiebert, muß man eine Tuberkulose erwägen. Unter Umständen kann das Fieber ganz akut einsetzen. Der Fieberverlauf ist meist keinem bestimmten Typ zuzuordnen, zeigt aber oft Remissionen. Für subfebrile Temperaturen gibt es beim Kinde im Gegensatz zum Erwachsenen, wo sie besonders auf eine Phthise hindeuten, noch eine Reihe anderer Ursachen (Pyodermien, Otitis media, Pyurie, Bronchitis, Endokarditis). Vor allem aber können die so häufigen adenoiden Vegetationen im Nasen-Rachen-Raum alle Allgemeinsymptome z. B. einer Bronchialdrüsentuberkulose vortäuschen. In der Praxis ist dies die häufigste klinische Differentialdiagnose zur Bronchiallymphknotentuberkulose.

Man wird also in diesen Fällen nach häufigen Infekten der oberen Luftwege, Mundatmung sowie nächtlichem Schnarchen forschen und die weitere Untersuchung darauf abstellen. Ab und zu sieht man auch normale Kinder, die bei rektaler Messung und ohne daß ein Infekt der oberen Luftwege besteht, stets gering erhöhte Temperaturen haben. Hier muß man eine Bewegungshyperthermie ausschließen (rektale Messung nach einer halben Stunde Ruhelage!); auch handelt es sich in diesen Fällen leicht um sensible, vasolabile Kinder mit einer zentralen Wärmeregulationsstörung (habituelle Hyperthermie). Diese sensiblen Kinder fallen ihren Eltern oft durch ihre Blässe auf, die jedoch bei normalen Hämoglobin- und Erythrozytenwerten nur auf eine mangelhafte Hautdurchblutung zurückzuführen ist. Die Ohren sind dabei im Gegensatz zur Anämie noch rosig durchblutet und nicht blaßgelblich. Echte Anämien kommen in vorgeschrittenen Tuberkulosefällen vor.

Ein längere Zeit anhaltender Husten muß immer den Verdacht auf eine endothorakale Tuberkulose nahelegen. Wichtiges Hinweissymptom einer ausgedehnten, mitunter aber auch nichttuberkulösen Drüsenschwellung mit Trachealkompression kann der bitonale Husten sein. Im allgemeinen ist man aber überrascht, wie wenig hustende Kinder man auf einer Tuberkulosestation findet.

„Stiche in der Brust“ können durch eine Pleuritis ausgelöst werden. Lassen sich aber auch im Röntgenbild keine Pleuraveränderungen nachweisen, so muß man daran denken, daß Kinder „Milzstiche“, z. B. nach schnellem Lauf, gern in den Brustkorb lokalisieren.

Trotz sorgfältiger Anamnese wird aber oft genug, vor allem bei unaufmerksamen Eltern, die Tuberkulose eines Kindes erst durch eine systematische Untersuchung in der Sprechstunde oder in der Klinik aufgedeckt.

1. Inspektion

Die äußerliche Betrachtung hat zuerst den allgemeinen Körperbau zu berücksichtigen. Im Säuglingsalter gibt es keinen Habitus, der für die Tuberkulose typisch wäre. Dagegen hat FRIEDJUNG (1910) einen besonderen „Habitus tuberculosus" angenommen, der sich unter dem Einfluß des tuberkulösen Prozesses entwickeln sollte. Er beschrieb blasse, muskelschlaffe Kinder mit langen Wimpern und abnormer Behaarung an den Schläfen und zwischen den Schulterblättern. Auch sollten blonde Haupthaare häufig mit dunklen Augenwimpern zusammentreffen. Wenn ohne Zweifel auch einzelne dieser Merkmale bei tuberkulosekranken Kindern gesehen werden, so muß man doch sagen, daß es nur höchst unsichere Zeichen sind, die nur eine Vermutung, ein Aufmerken auslösen sollten und nicht in die Diagnose selbst eingebaut werden dürfen. Im Schulalter gibt es keinen Körperbautypus, der für eine tuberkulöse Erkrankung charakteristisch wäre.

Besser verwertbare Resultate ergibt die genaue Inspektion einzelner Organsysteme. So läßt uns das Nachschleppen einer Brustkorbseite während der Atmung an eine exsudative Pleuritis denken. Selbst große Ergüsse brauchen aber bei Kindern – im Gegensatz zum Erwachsenen – nur geringfügige Beschwerden zu machen, so daß Dyspnoe und Zyanose bei der Pleuritis tuberculosa nur selten zu beobachten sind. Mitunter wird der Erfahrene durch die aufmerksame Suche nach den Hautmanifestationen der Tuberkulose in der Lage sein, ein lange Zeit unklares Krankheitsbild plötzlich einzuordnen. Hier sind die verschiedenen Formen der Tuberkulide zu nennen, die um so häufiger zu sehen sind, je jünger das Kind ist. Ein Erythema nodosum deutet auf eine frische Primärtuberkulose hin; ein Skrofuloderma oder ein Lichen scrofulosorum darf nicht übersehen werden. Auch der Lupus vulgaris kann schon in der Kindheit beginnen.

Besondere Beachtung verdient die Augenbindehaut des zu untersuchenden Kindes. Hier ist am häufigsten eine Phlyktäne mit einer Tuberkulose vergesellschaftet, die sich schnell durch die begleitende Lichtscheu bemerkbar macht. Die phlyktänuläre Konjunktivitis leitet über zur eigentlichen Skrofulose. Diese Kinder mit den dicken, aufgeworfenen Lippen, dem gedunsenen Gesicht, der starken Lichtscheu, der chronischen Rhinitis und dem pastösen Habitus sind leicht auf den ersten Blick zu erkennen. Differentialdiagnostisch ist die Akrodynie, die interstitielle luetische Keratitis und eine unspezifische Konjunktivitis zu erwägen.

Bei einem auffallend großen Bauch wird man eine Peritonitis tuberculosa exsudativa vermuten. Gibbusbildungen dürfen nicht übersehen werden. Vor der Manifestation dieses Spätsymptoms ist aber der tuberkulöse Befall der Wirbelsäule schon allein durch die steife Schonhaltung beim Bücken und Aufrichten zu erkennen. Die andere für das Kindesalter typische Form der Knochentuberkulose, die Spina ventosa, macht sich durch die spindelförmige Auftreibung einzelner Fingerglieder bemerkbar. Schließlich sei noch darauf hingewiesen, daß tuberkulöse Fisteln, etwa von verkästen Halslymphomen ausgehend, tief eingezogene Narben hinterlassen können, die noch lange Zeit später die Diagnose auf den ersten Blick ermöglichen.

2. Palpation

Diese Untersuchungsmethode ist bei den endothorakalen Tuberkuloseformen ohne Bedeutung. Dagegen gehört zu jeder pädiatrischen und speziell zur Tuberkuloseuntersuchung die genaue Abtastung der peripheren Lymphknoten am ganzen Körper und die Bestimmung der Milzgröße. Dabei ist besonders auf Lymphome am Kieferwinkel und am Hals zu achten (Primärkomplex nach Fütterungsinfektion). Differentialdiagnostisch sind Drüsenschwellungen pastöser Kinder bei lymphatischer Diathese, die angeborene Lues, die Leukämie und Lymphogranulomatose sowie die multiplen, kleinen Drüsentumoren bei chronischen Infekten im Nasen-Rachen-Raum (Polymikroadenie) zu erwägen. Tastbare Lymphknotentumoren in den Supraklavikulargruben und an der Brustwand legen den Verdacht auf eine endothorakale Tuberkulose nahe. Eine tastbare Milzvergrößerung kann bereits im Primärstadium vorkommen, findet sich aber noch häufiger bei den generalisierten Formen der Tuberkulose. Die Wirbelsäule prüft man im Hinblick auf eine Spondylitis tuberculosa durch den Klopf- und Stauchungsschmerz. Im Abdomen sind verkäste Mesenterialdrüsentumoren fast niemals zu tasten, auch eine palpable Nierentuberkulose ist ein seltener Befund. Die Konglomerattumoren der adhäsiven, trockenen Abdominaltuberkulose sind dagegen in den meisten Fällen gut abzugrenzen.

3. Perkussion

Bevor die moderne technische Entwicklung dem Röntgenverfahren den wichtigsten Platz in der Diagnostik der endothorakalen Tuberkulose zugewiesen hatte, versuchte der Kliniker mit Hilfe der Perkussion und Auskultation die Diagnose zu stellen. Trotz des technischen Fortschritts werden diese einfachen Untersuchungsmethoden niemals verdrängt werden, weil erst die Kombination der Röntgendiagnostik mit der physikalischen Untersuchung die beste Beurteilung ermöglicht.

Die Perkussion größerer Exsudate und Infiltrationen des Lungengewebes, die Feststellung der Lungengrenzen usw., wird beim Kinde ebenso wie beim Erwachsenen ausgeführt, bietet also keine Besonderheiten. Im Gegensatz zum Erwachsenen werden aber Bronchial- und Paratracheallymphknotentumoren im kindlichen Alter häufiger beobachtet. Man findet bei den in Frage kommenden Kindern eine Schallverkürzung besonders vorn über dem oberen Teil des Sternums und unmittelbar daneben, vor allem auf der rechten Seite. Die Perkussion großer Paratrachealdrüsentumoren gelingt um so leichter, je jünger das Kind ist. Im Kleinkindesalter ist auch die Neigung zu umfangreichen Lymphdrüsenschwellungen am größten. Differentialdiagnostisch kommt die Vielfalt der möglichen Mediastinaltumoren in Frage: Thymushyperplasie, Mißbildungen des Herzens und der großen Gefäße, gutartige und bösartige Tumoren.

Der beschriebene Perkussionsbefund ist, wenn überhaupt, nur bei kleinen Kindern unter 4 Jahren festzustellen.

Bei größeren Kindern hat man versucht, durch die Perkussion der Wirbelsäule weiterzukommen in der Annahme, daß deren Schwingungsfähigkeit durch Tumoren im Mediastinum und an der Bifurkation der Trachea verändert werden würde. Das darauf beruhende Symptom von Koranyi (relative Dämpfung über dem 4. bis 6. Brustwirbel bei Tumoren im Bifurkationsgebiet) ist jedoch nicht sicher zu verwerten. Das gleiche gilt von dem Petruschkyschen Zeichen (Schmerzempfindlichkeit beim Druck auf die Dornfortsätze der oberen Brustwirbel). Auch die Auskultation der Brustwirbelsäule versuchte man zur Diagnose heranzuziehen. D'Espine fand, daß der tracheale Beiklang der Flüsterstimme normalerweise nur bis zum 1. Brustwirbelkörper reicht und dann unhörbar wird. Bei tumorigen Bronchialdrüsentuberkulosen soll man diesen Beiklang auch noch in tieferen Abschnitten, etwa bis zum 4. und 5. Brustwirbel, hören können. Alle diese Symptome haben heute aber nur noch historisches Interesse und sind so wenig verläßlich, daß sie allein als Hinweis gewertet werden können.

4. Auskultation

Diese Untersuchung kann man bei kleinen Kindern nur mit dem Schlauchstethoskop ausführen. Täuschungen können schon dadurch leicht zustande kommen, daß das Kind unruhig ist oder schief gehalten wird. Säuglinge müssen so fixiert werden, daß die Hände der Pflegerin zwischen den hochgehobenen Armen des Kindes auch seinen Kopf festhalten. Weiter ist zu beachten, daß das Atemgeräusch schon normalerweise über dem rechten Obergeschoß etwas schärfer sein kann als links, wohl durch das größere Volumen der rechten Spitze bedingt. Oft werden bei der Auskultation auch Rasselgeräusche in den Thorax lokalisiert, die dort nicht entstanden sind. Man muß bei Kindern stets daran denken, daß Rasselgeräusche, die von der so häufigen Verschleimung der Nase oder des Pharynx herrühren, gut über die kurze Entfernung bis in den Thorax und durch die dünne Brustwand fortgeleitet werden. Die engen nasalen Luftwege des Kindes reagieren schon auf einen gewöhnlichen Infekt leicht mit Ödemen und Schleimabsonderung, insbesondere, wenn Wucherungen der Rachenmandel vorhanden sind. Diese Schleimmengen kann das Kind im Gegensatz zum Erwachsenen nicht bewußt entfernen. Man wird also gut daran tun, vor der Auskultation eines Kindes dessen Nasenatmung zu beachten. Bei kleinen, laut schreienden und sich wehrenden Kindern kann man Bronchophonie und Stimmfremitus nur schwer beurteilen, weil diese Untersuchungsmethoden die Mitarbeit des Patienten erfordern. Hier bleibt allein die Beurteilung des Atemgeräusches und die Fahndung nach Rasselgeräuschen übrig. Bei der Bewertung des puerilen Atemgeräusches wird oft der Fehler gemacht, daß das gut hörbare, lange Exspirium schon als beginnendes Bronchialatmen aufgefaßt wird. Diese Täuschungsmöglichkeit ist u. a. dann gegeben, wenn auf der anderen Seite das puerile Atmen durch ein pleuritisches Exsudat abgeschwächt ist, also in dem vom Erwachsenen her gewohnten Sinne als „normal" erscheint.

Bei vielen kindlichen Tuberkuloseformen ist bei der Auskultation nichts zu hören. Das gilt besonders für den Primärkomplex und alle zentral gelegenen Infiltrierungen.

5. Tuberkulindiagnostik

Im Gegensatz zum Erwachsenen kommt der Tuberkulinhautreaktion beim Kinde große diagnostische Bedeutung zu, und zwar um so mehr, je jünger das Kind ist. Man sollte sich zur Regel machen, ein Röntgenbild der Lungen erst mit dem Ergebnis der Tuberkulinprüfung des betreffenden Kindes zu beurteilen. Befolgt man diesen Grundsatz, so werden sich die immer wieder vorkommenden Fehleinweisungen noch nicht mit Tuberkulose infizierter Kinder in Heilstätten vermeiden lassen. Ganz allgemein ist zu sagen, daß in der Praxis die Tuberkulinproben noch viel zu wenig angewandt werden.

Die Beobachtung, daß der mit Tuberkelbazillen infizierte Organismus gegenüber Tuberkulin allergisch wird, geht auf Robert Koch zurück. Er hatte in dem erwähnten Grundversuch am Meerschweinchen festgestellt, daß die schon tuberkulösen Tiere an der Injektionsstelle der Tuberkelbazillen mit starker Rötung und entzündlicher Infiltration reagierten, die gesunden dagegen nicht. Die wirksame Substanz fand er in der Kulturflüssigkeit der Tuberkelbazillen wieder und bezeichnete sie als „*Tuberkulin*". Koch hatte vor allem den diagnostischen Wert der Allgemeinreaktion auf Tuberkulin betont (Fieber, Störung des Allgemeinbefindens, Husten). Die lokale Hautreaktion des Tuberkulins dagegen wurde in ihrer klinischen Bedeutung erst von

ESCHERICH und EPSTEIN erkannt und durch v. PIRQUET zu einer einfachen und gefahrlosen Prüfungsmethode ausgebaut.

Das zuerst von R. KOCH hergestellte „*Alt-Tuberkulin*" ist die auf ein Zehntel ihres Volumens eingedickte Glyzerinbouillon des Nährbodens, von der die Tuberkelbazillen nach 8 Wochen währendem Wachstum und Hitzesterilisation abfiltriert worden sind. Diese dunkelbraune, stark aromatisch riechende Flüssigkeit enthält neben der eigentlichen Tuberkulinsubstanz auch Nährbodenbestandteile, Bazillentrümmer, Leibesextrakte und andere unbekannte Stoffwechselprodukte des Tuberkelbazillus. Alle weiteren, in den folgenden Jahren beschriebenen Tuberkuline unterscheiden sich in ihrer Wirkung nicht grundlegend von dem Alt-Tuberkulin KOCHS. Allen ist ein aktives Prinzip gemeinsam, das schon KOCH zu den Proteinen zählte; 1926 konnten SEIBERT und LONG diesen Wirkstoff als Protein isolieren.

Nach elektrophoretischen Bestimmungen und nach Untersuchungen mit der Ultrazentrifuge handelt es sich um einen nicht antigen wirkenden Proteinbestandteil mit einem Molekulargewicht um 9000. Tuberkulin ist hitzebeständig und als weißes Trockenpulver darstellbar. Davon abgeleitete Präparate werden als PPD (Purified Proteinum Derivative) oder als TPT (Total Protein Tuberculin) bezeichnet. In Deutschland ist als entsprechendes Präparat das G.T. (Gereinigtes Tuberkulin Hoechst) im Handel. Es wird ebenso wie die Alt-Tuberkulin-Verdünnungen nach MANTOUX angewandt, speziell aber da, wo man allergische Nebenreaktionen durch die Nährbodenproteine ausschließen möchte. Tuberkulin ist für den tuberkulosefreien Organismus vollkommen reizlos und ungiftig. Es vermag als niedrigmolekularer Eiweißkörper und Hapten keine Bildung von Antikörpern im RES auszulösen, kann also auch nicht sensibilisierend wirken.

Bei allen Tuberkulinreaktionen muß man unterscheiden:

1. die Lokalreaktion an der Stelle der Applikation;
2. die Herdreaktion in der Umgebung des spezifisch erkrankten Gewebes; auch an den Stellen früherer Tuberkulinhautreaktionen kann dort gebildetes tuberkulöses Gewebe wieder mit Rötung und Infiltration reagieren;
3. die Allgemeinreaktion mit Fieber, Prostration, Husten und eventuellen frischen Streuungen.

Herd- und Allgemeinreaktionen muß man bei einer rein diagnostischen Maßnahme auf jeden Fall vermeiden. Diese Gefahr umgehen die nachstehend aufgeführten Methoden zur Prüfung auf Tuberkulin-Allergie.

Die theoretischen Grundlagen der Tuberkulinreaktion sind noch nicht endgültig geklärt. Wahrscheinlich spielen sowohl humorale als auch zelluläre Vorgänge eine Rolle, und zwar insofern, als ein vom Organismus während der tuberkulösen Infektion gebildeter Antikörper an allen Zellen fixiert wird. Dieser reagiert dann mit dem hinzukommenden Tuberkulin im Sinne einer Antigen-Antikörper-Reaktion (HUTH). Die daraus entstehenden Reaktionsprodukte regen die Mesenchymzellen zur Bildung von Epitheloidzellen an (CATEL). Die Reaktionsfähigkeit auf Tuberkulin ist nicht mit Blut oder Serum, sondern nur durch Zellaufschwemmungen, die von tuberkulösen Tieren stammen, auf nichttuberkulöse Tiere übertragbar.

Von den verschiedenen Tuberkulinproben sei als erste die *Perkutanreaktion* nach MORO genannt, die man bei ängstlichen Kindern stets vor den schmerzhafteren Proben nach MANTOUX anstellen soll. Bei genauer Befolgung der Technik kann man mit dieser Probe schon 60 bis 70% aller tuberkuloseinfizierten Kinder erfassen, vor dem 6. Lebensjahr sogar noch mehr.

Ausführung: Nachdem die Haut vorher mit Äther entfettet worden ist, wird ein linsengroßes Stück der „Diagnostischen Tuberkulinsalbe nach MORO" (Merck) etwa 1 Minute lang in die Brusthaut über dem Sternum auf einem Gebiet von ungefähr 5 cm Durchmesser eingerieben. Am besten reibt man solange, bis die Haut fast trocken erscheint und ein deutliches Erythem sichtbar wird. Wegen der fehlenden Follikel sind Reaktionen am Finger des Einreibenden nicht zu erwarten. Die Einreibungsstelle darf bis zur Nachschau nicht gewaschen werden. Bei positiver Reaktion erscheinen nach 24 bis 48 Stunden mehrere bis zahlreiche kleine, rote, lichenartige Knötchen. Diese können bei heftiger Reaktion auf einem intensiv geröteten Untergrund stehen und stark jucken. Spätreaktionen, die erst nach 3 bis 4 Tagen positiv werden, kommen vor. Bei skrofulösen Kindern wird man die Einreibung vorsichtig vornehmen, weil im Anschluß an die Probe Exantheme beobachtet worden sind.

Für die Praxis ist es empfehlenswert, zunächst mit der Moro-Probe zu beginnen. Bei negativem Ergebnis prüft man mit der Technik nach MANTOUX weiter.

Eine moderne Modifikation der Moro-Probe ist die Tuberkulin-Pflasterprobe, die das zeitraubende Einreiben der Tuberkulinsalbe erspart. Die Salbe wird vielmehr auf ein kleines Pflaster aufgetragen, welches dem Kinde auf die Brust geklebt wird (Moro-Patch-Test). Die Reaktion wird erst nach 3 bis 4 Tagen abgelesen (BAUMANN). Bei positivem Ausfall bilden sich ebenso wie bei der Moro-Probe mindestens drei lichenartige Knötchen.

Die *Intrakutanreaktion* nach MENDEL-MANTOUX erlaubt eine genauere Dosierung der angewandten Tuberkulinmengen.

Ausführung: Die Haut der Injektionsstelle, am besten die Streckseite des Unterarmes oder der Oberschenkel, wird nach Reinigung mit Alkohol in einer kleinen Falte abgehoben. Dann sticht man mit einer feingraduierten Tuberkulinspritze (1 ccm) mit dichtschließendem Kolben und dünnster Kanüle (Nr. 18 bis 20) vorsichtig in die Haut ein. Die Kanülenöffnung muß dabei nach oben gerichtet und gut sichtbar sein. Dann schiebt man die Nadel parallel zur Oberfläche subepidermal in der obersten Hautschicht in der Art vor, daß sie soeben noch durchschimmert und ihre Öffnung von Haut überdeckt wird. Man injiziert nun genau 0,1 ccm der jeweiligen Tuberkulinverdünnung. Es bildet sich eine kleine weiße Quaddel aus, deren Durchmesser je nach der Hautbeschaffenheit etwas schwankt.

Bei positivem Ausfall beobachtet man frühestens nach 5 bis 6 Stunden, meist aber erst nach 24 Stunden, eine deutliche Reaktion in Form einer Rötung und Infiltration an der Injektionsstelle. Diese ist bei hochgradiger Allergie oft von einem helleren Hof von etwa 15 bis 30 mm Durchmesser umgeben; auch Blasenbildung und Nekrose kommt vor. Ihren Höhepunkt hat die Reaktion nach etwa 30 bis 48 Stunden erreicht. In seltenen Fällen kann nach der Rückbildung eine bräunliche Pigmentierung der Haut noch längere Zeit bestehen bleiben. Bei negativem Ausfall der Probe entsteht höchstens eine kleine Stichreaktion an der Injektionsstelle. Als positive Reaktion kann man erst eine Papel mit Rötung und Infiltration und einem Durchmesser von mindestens 5 mm werten.

Zur Mantoux-Reaktion werden 3 verschieden starke Tuberkulinverdünnungen benutzt, die durch sterile Verdünnung mit 0,9%iger Kochsalzlösung und 0,5% Phenolzusatz aus Alt-Tuberkulin hergestellt werden. Die stärkeren Konzentrationen sind etwa 3 Wochen lang haltbar, die höheren Verdünnungen (1 : 1000, 1 : 10000) jedoch nur 8 bis 14 Tage. Man beginnt die Prüfung auf Tuberkulinempfindlichkeit mit der Verdünnung 1 : 10000 (0,1 ccm enthält $^1/_{100}$ mg Alt-Tuberkulin = 1 TE [TE = Tuberkulin-Einheit]) und schließt bei negativem Ausfall nach 2 Tagen die nächste Injektion mit der Lösung 1 : 1000 an. Bleibt diese Probe nach 48 Stunden wieder negativ, so prüft man mit einer letzten Injektion der Verdünnung 1 : 100 (0,1 ccm enthält 1 mg Alt-Tuberkulin = 100 TE). In besonderen Fällen kann man, um eine Tuberkulose mit sehr tiefliegender Reizschwelle auszuschließen, eine weitere Injektion mit der Verdünnung 1 : 10 anschließen. Bei skrofulösen Kindern ist es ratsam, zur Vermeidung starker Reaktionen nicht mit der Verdünnung 1 : 10000, sondern mit einer Tuberkulinverdünnung von 1 : 100000 oder 1 : 1000000 zu beginnen.

Die Empfindlichkeit der Tuberkulinreaktion mit intrakutaner Gabe von 1 mg Alt-Tuberkulin (1 : 100) ist so groß, daß fast 100% aller tuberkuloseinfizierten Kinder erfaßt werden. Nur in wenigen Fällen mancher Lymphknotentuberkulosen blieb diese Probe negativ, trotzdem histologisch tuberkulöses Gewebe nachgewiesen wurde.

Die Mantoux-Reaktion kann auch bei fiebernden Patienten angewandt werden, weil die Resorption der geringen Tuberkulinmengen aus dem intrakutanen Depot nur langsam vor sich geht. Trotzdem kann man in seltenen Fällen auch bei dieser Art der Tuberkulinapplikation plötzliche, meist schnell vorübergehende Fieberreaktionen erleben. Bei Kindern mit einer abheilenden, prognostisch günstigen Tuberkulose-Infektion kann selbst eine geringe Tuberkulinzufuhr die Reizschwelle stark heraufsetzen, und zwar auch dann, wenn ursprünglich die Tuberkulin-Allergie so schwach war, daß z. B. die erste Mantoux-Reaktion mit der Verdünnung 1 : 10000 noch negativ ausfiel. Das Ansteigen der Allergie ist nach 8 bis 10 Tagen vollendet. Legt man nun die zweite Reaktion mit der Verdünnung 1 : 1000 erst nach dem Ablauf dieser Frist an, so kann eine große Infiltration und Rötung von 10 bis 20 cm Durchmesser an der Injektionsstelle entstehen. Aus diesem Grunde führt man in der Regel die Tuberkulinproben in 2- bis 3tägigen Abständen durch. Ist das nicht möglich, so muß man wieder mit der niedrigsten Konzentration beginnen.

Silveira spricht von einer *Infratuberkulin-Allergie*, wenn ein tuberkulös Infizierter auf eine erste Probe nach Mendel-Mantoux nicht reagiert, dann aber innerhalb von 8 Tagen nach Stimulation durch eine BCG-Impfung auf die gleiche Tuberkulinmenge anspricht. Eine wirkliche Anergie soll erst dann vorliegen, wenn auch die 2. Probe negativ bleibt.

Für die von ihm zuerst beschriebene *kutane Tuberkulinprobe* gibt v. Pirquet folgende Anweisung:

„Die Haut des Unterarmes wird mit einem Äthertupfer abgewischt, dann werden in einem Abstande von 10 cm zwei kleine Tropfen von unverdünntem Alt-Tuberkulin aus einem Tropfglas fallen gelassen oder mit einem Glasstab aufgetragen. Nunmehr wird mit einem Impfbohrer, dessen Platin-Iridium-Spitze vorher in der Flamme ausgeglüht ist, in der Mitte zwischen den beiden Tropfen eine Bohrung ausgeführt, um als Kontrollstelle zu dienen, hierauf innerhalb der Tropfen selbst. Die Bohrung geschieht in der Weise, daß der Stiel des Impfbohrers mehrmals um seine Achse gedreht wird; dabei ist bei kleineren Kindern ein leichter Druck auszuüben, bei Erwachsenen ein stärkerer. Es soll nur ein oberflächliches Abschaben der Epidermis die Folge sein und keine Blutung. Anfänger sind geneigt, die Bohrung zu zart auszuführen. Man erkennt eine ungenügende Bohrung daran, daß an der Impfstelle und an der Kontrollstelle kein Schorf oder nur ein minimaler entsteht. Die Probe ist in einem solchen Falle zu wiederholen."

Das Tuberkulin kann nach wenigen Minuten abgewischt werden. Der Bohrer wird nach dem Gebrauch gut gereinigt und dann ausgeglüht. Der günstigste Zeitpunkt für eine einmalige Nachschau ist nach 48 Stunden. Bei positiver Reaktion erscheint an der Stelle der Tuberkulinbohrung eine entzündliche Papel mit einem Durchmesser von 5 bis 10 mm und darüber, bei hoher Allergie kann sich auch eine zentrale Blase ausbilden. Nach 24 Stunden darf die Reaktion noch nicht ausgewertet werden, weil zu diesem Zeitpunkt auch bei tuberkulosefreien Kindern eine ähnlich aussehende Papel als unspezifische Frühreaktion auf die Eiweißbestandteile der Nährbouillon vorhanden sein kann. Diese ist erst nach 48 Stunden vollkommen abgeklungen. An Stelle des Bohrers kann man auch eine Impflanzette oder Kanüle benutzen und damit die Haut in dem Tuberkulintropfen kreuzförmig ritzen.

Die von Hamburger beschriebene Methodik mit *subkutaner Tuberkulininjektion* ist wegen der Gefahr von Herdreaktionen ebenso wie die *Ophthalmoreaktion* allgemein nicht mehr angewandt worden. Die Tuberkulinschnellreaktion nach Sutherland hat sich nicht bewährt; ein weiterer, nach 24 Stunden ablesbarer Hauttest von Frappier und Guy (Skarifizierung der Haut mit einer Nadel, Aufbringen von einem Tropfen BCG-Vakzine, bei positiver Reaktion Rötung und starkes Ödem) bedarf noch der weiteren Erprobung.

Aus bovinen und humanen Tuberkelbazillen hergestellte Tuberkuline stimmten bei der Prüfung an einem großen Krankengut in ihren Reaktionen völlig überein.

Die diagnostische Tuberkulinsalbe nach MORO enthält allerdings beide Tuberkuline, da manche Kinder besser auf das eine, z. B. Perlsuchttuberkulin, reagieren sollen als auf das andere und umgekehrt.

Falsche positive Reaktionen *(Pseudoreaktionen)* können mit den nur gering verdünnten Tuberkulinlösungen (1 : 10 und 1 : 100) bei der Intrakutanreaktion beobachtet werden und beruhen z. B. auf einer Überempfindlichkeit gegen die Peptonbestandteile des Alt-Tuberkulins. In diesen Fällen empfiehlt es sich, eine Kontrollreaktion mit einer in gleicher Weise verdünnten Glyzerinbouillonlösung (sog. Leer-Tuberkulin) anzulegen oder das G. T. (Gereinigtes Tuberkulin Hoechst) zu verwenden.

Unter bestimmten Bedingungen können die Tuberkulinreaktionen auch dann negativ sein, wenn eine Infektion mit Tuberkulose schon stattgefunden hat. Eine negative Tuberkulinreaktion kann also bedeuten:

1. Das Kind ist frei von Tuberkulose.
2. Das Kind befindet sich noch in der Inkubationszeit seiner Tuberkuloseinfektion; die Hautallergie muß sich erst noch entwickeln.
3. Die Abwehrkräfte des Körpers liegen infolge einer schweren Erkrankung so danieder, daß die Antwort auf den Reiz der Tuberkulinreaktion ausbleibt. Diese sog. negative Allergie sieht man bei der Miliartuberkulose, bei der Meningitis tuberculosa und bei schweren Phthisen.
4. Eine positive Anergie findet sich nach der völligen Ausheilung einer früheren tuberkulösen Infektion.
5. Im Verlauf mancher Infektionskrankheiten (Masern, Scharlach, Diphtherie, Grippe, Pneumonie, nach Tonsillektomie, bei Kachexie und stärkerer Unterernährung) kann vorübergehend eine antianaphylaktische Anergie bestehen.

Bestimmte Tuberkuloseformen gehen mitunter mit einer sehr geringen Tuberkulinempfindlichkeit einher. Hier sind vor allem die Lymphknotentuberkulose, die Abdominaltuberkulose, die Pleuritis und Koxitis zu nennen.

Die Tuberkulinprüfung hat im Kindesalter auch große prophylaktische Bedeutung, weil auf diese Weise die noch nicht mit Tuberkulose infizierten Kinder für die BCG-Impfung ermittelt und geimpft werden können. Auch die Wirksamkeit anderer Schutzmaßnahmen kann man über Jahre hinweg an der Häufigkeit der positiven Tuberkulinreaktion in einem bestimmten Lebensalter verfolgen. Schließlich bedeutet bei Kindern unter 3 Jahren eine positive Tuberkulinreaktion stets eine aktive Tuberkulose. Die Tuberkulinprüfung ist somit in diesem Lebensabschnitt ein ideales Mittel zur Erkennung tuberkulosekranker Kinder.

6. Laboratoriumsdiagnostik

Das Phänomen der *Blutsenkungsgeschwindigkeit* (BSG) ist von mehreren Faktoren abhängig, die wiederum von zahlreichen pathologischen Prozessen beeinflußt werden können. So wird die BSG durch die im Kindesalter sehr häufigen banalen Infekte der oberen Luftwege sofort erhöht, was stets zur Beurteilung berücksichtigt werden muß. Andererseits kann die BSG in manchen Fällen einer sicher aktiven Tuberkulose aber auch relativ niedrig oder normal sein. Trotz dieser Einschränkung sind fortwährende und regelmäßige BSG-Kontrollen prognostisch sehr wichtig: Anhaltend hohe BSG-Werte deuten auf eine schlechte Prognose hin.

Im morphologischen *Blutbild* sieht man nach einer länger bestehenden tuberkulösen Erkrankung häufig eine sekundäre Anämie, die als Infektionsfolge aufzufassen ist. Bei aktiven Prozessen sind die Leukozytenzahlen meist in mäßigen Grenzen erhöht. Falls die Differentialdiagnose zwischen einer tuberkulösen Erkrankung und einer akuten, unspezifischen Pneumonie zu stellen ist, sprechen Leukozytenzahlen etwa über 25000 gegen eine Tuberkulose. Im Differentialblutbild finden sich die gleichen Veränderungen wie bei einer akuten Infektion, nur in geringerem Maße. Jede Verschlechterung der Tuberkulose führt zur Vermehrung der segment- und stabkernigen Granulozyten, gleichzeitig vermindert sich die Zahl der Lymphozyten. Die umgekehrte Verschiebung kann man bei der Ausheilung beobachten.

Bei der Untersuchung der *Serumeiweißkörper* sind die Globuline ähnlich wie bei anderen Infektionskrankheiten vermehrt. Diese Veränderungen sind jedoch, ebenso wie Verschiebungen im Weltmannschen Koagulationsband, eine positive Takata-Ara-Reaktion und andere Serumlabilitätsreaktionen in keiner Weise für eine aktive Tuberkulose spezifisch.

Sputum kann man bei kleineren Kindern nicht erhalten, da es verschluckt wird. Hier ist die Untersuchung des *Magensaftes* ein Ausweg, wobei in gleicher Weise wie beim Erwachsenen Tuberkelbazillen mittels Ausstrichpräparat nach Anreicherung oder in der Kultur und im Tierversuch nachgewiesen werden können.

Die Bestimmung der *humoralen Antikörper* bei der Tuberkulose mit verschiedenen Methoden (Antigene von Herrmann, Veltman u. a., Hämagglutinationsreaktion von Middlebrook und Dubos) hat gezeigt, daß zwischen ihrem Nachweis und der Aktivität oder Progredienz eines tuberkulösen Prozesses kein sicherer Zusammenhang besteht.

7. Allgemeine Röntgendiagnostik

Die Röntgenuntersuchung ist heute ohne Zweifel einer der Grundpfeiler der Tuberkulosediagnostik. Mit dem Aufkommen der Röntgentechnik ist ihre Bedeutung, wie dieses z. B. aus der verschiedenartigen Bewertung des Röntgenbildes bei der Bronchiallymphknotentuberkulose hervorgeht, zuerst stark überschätzt, dann wieder vernachlässigt worden. Inzwischen ist die Entwicklung so weitergegangen, daß man zwar nicht mehr jede Hilusschattenverbreiterung sogleich als Tuberkulose auffaßt, andererseits aber auch das Röntgenbild der Bronchialdrüsentuberkulose nicht allzu gering einschätzt. Dies war und ist nur durch die enge Verbindung der klinischen und der Röntgenuntersuchung zu erreichen. Auch das Röntgenverfahren hat seine Grenzen, die erst abgesteckt werden mußten.

Für die Praxis ist zu betonen, daß der Röntgenaufnahme des Thorax stets eine Durchleuchtung voranzugehen hat. Gerade bei der im Kindesalter so häufigen Bronchiallymphknotentuberkulose ist zur Beurteilung des Hilusschattens die einfache sagittale Thoraxaufnahme nicht ausreichend. Sie erfaßt nur eine Schicht der Schattenqualität. Bei der Durchleuchtung dagegen kann das Kind gedreht werden, so daß der Hilusschatten von allen Seiten betrachtet werden kann. Zugunsten der Röntgendurchleuchtung spricht weiterhin z. B. die Möglichkeit, sofort die Differentialdiagnose zwischen einem Infiltrat im rechten Mittellappen und einer Interlobärpleuritis im schrägen Interlobium zu stellen. Das Bild auf dem Durchleuchtungsschirm ist mit modernen Apparaturen beim Kinde außerdem weit heller als beim Erwachsenen, so daß auch feinere Veränderungen durchaus gesehen werden können. Natürlich hat aber die Röntgendurchleuchtung auch ihre Grenzen, die man beachten muß: Feinere hämatogene oder miliare Streuungen sind auf dem Schirm nicht abgrenzbar. Hier wird man ebenso wie bei unsicheren Befunden die Röntgenaufnahme als Dokument nicht entbehren können.

Eine Röntgendurchleuchtung wird etwa in folgender Weise vorgenommen:

Das Kind wird mit auf den Kopf erhobenen Armen vor den Röntgenschirm gestellt. Nach kurzer Betrachtung des Übersichtsbildes wird man durch entsprechende Stellung der Blende die beiden Zwerchfellkuppeln herausleuchten und ihre Beweglichkeit kontrollieren. Anschließend folgt mit möglichst kleiner Blende und Einatmung zunächst die Untersuchung des linken Sinus phrenicocostalis, dann die des rechten. Die Blende wird nun so eingestellt, daß etwa das rechte Unterfeld freigelassen wird. Nachdem dieses Gebiet überprüft ist, wird der Schirm über das rechte Mittel- und Oberfeld zum linken Ober-, Mittel- und Unterfeld geschoben. Dabei wird auch die Helligkeit der beiden Spitzenfelder vergleichend geprüft, im wesentlichen aber auf Verschattungen in der Peripherie der Lungenfelder geachtet. Anschließend erfolgt die gleichzeitige Einstellung beider Hilusschatten, wobei das Kind auch in den I. und II. schrägen Durchmesser zu drehen und zu beugen ist. Bei älteren Kindern muß man schon auf Schatten tertiärer Herde in den Spitzen- und Oberfeldern achten und etwa vom 8. bis 9. Lebensjahre ab eine Spitzendurchleuchtung anschließen. Dabei soll das Kind die Arme hängen lassen. Man bewegt die losen Schultern durch Drehung der Arme nach innen und unten und dreht dabei das Kind etwas hin und her. Während des gesamten Untersuchungsganges kann man ältere Kinder ein- und ausatmen lassen, weil dadurch feinere Schatten hin und her gleiten und durch die Bewegung leichter zu sehen sind.

Die Röntgenuntersuchung ist nur eine der Methoden, die zur Diagnose führen. Zur endgültigen Beurteilung des tuberkulösen Prozesses wird sie einen entscheidenden Anteil beitragen, der aber stets nur zusammen mit der Anamnese, dem Ausfall der Tuberkulinreaktion und den übrigen Ergebnissen der klinischen Untersuchung richtig zu bewerten ist.

LITERATUR

BAUMANN: Schweiz. med. Wschr. *85*, 575 (1955).
CATEL und SCHMIDT: Dtsch. med. Wschr. 1140 (1950).
EPSTEIN: Prag. med. Wschr. (1891).
ESCHERICH: Jb. Kinderheilk. *33*, 369 (1892).
FRAPPIER und GUY: Canad. J. Publ. Health *41*, 72 (1950).
HAMBURGER: Die Tuberkulose des Kindesalters, Leipzig-Wien 1912.
HUTH: Zschr. inn. Med., Leipzig *3*, 65 (1948).
KOCH: Dtsch. med. Wschr. 1029 (1890).
MIDDLEBROOK und DUBOS: J. Exper. Med. *88*, 521 (1948).
MORO: Münch. med. Wschr. 216 (1908).
v. PIRQUET: Wien. klin. Wschr. 1115 (1907).
SEIBERT: Amer. Rev. Tbc. *38*, 523 (1938).
SILVEIRA: Beitr. Klin. Tbk. 108, 282 (1953).
SUTHERLAND: Lancet (1939).

C. KLINIK

I. Die Primärtuberkulose

Bei der Staub- und Tröpfcheninfektion werden die Tuberkelbazillen mit der Atemluft in einen Alveolus der Lunge gesogen, vermehren sich dort und erzeugen durch ihre chemische und physikalische Reizwirkung einen pneumonischen Herd. Diese erste anatomische Läsion, der *Primärherd,* beginnt mit einer exsudativ-fibrinös-zelligen, intraalveolären Entzündung, die meist schnell in eine zentrale Verkäsung übergeht, d.h. es entwickelt sich die für eine Tuberkulose typische Nekrose. Die verkäste Zone wird von einem Wall palisadenförmig angeordneter Epitheloidzellen umgeben, die mit den Langhansschen Riesenzellen das kennzeichnende tuberkulöse Granulationsgewebe bilden. Einzelne Tuberkelbazillen dringen aber schon vor der Entstehung dieser Zellstrukturen in die umgebenden Lymphspalten ein und erreichen die zugehörigen Lymphdrüsen. Hier erst wird die weitere Verbreitung der Tuberkelbazillen in den meisten Fällen aufgehalten. Im Lymphknoten kommt es ebenfalls zur exsudativen Entzündung und Verkäsung, die an Ausdehnung den Primärherd weit übertreffen kann. Spezifisches Granulationsgewebe entwickelt sich also stets am Ort der ersten Tuberkelbazilleninfektion und außerdem in den regionären Lymphknoten. Der Primärherd mit der tuberkulösen Lymphangitis und der Lymphknotenherd werden zusammen als tuberkulöser *Primärkomplex* (Ranke) bezeichnet. Mitunter finden sich bei einer Autopsie nur erkrankte Lymphdrüsen am Hilus. In diesem Falle muß man annehmen, daß der Lungenherd in der Peripherie so fein vernarbt ist, daß er nicht entdeckt wurde. Infolge der exsudativen Reaktionsweise des Kindes ist oft die Lymphknotenerkrankung viel umfangreicher als der Primärherd selbst. Dringen Tuberkelbazillen durch eine Fütterungsinfektion in den Darmkanal ein, so entstehen in der Darmschleimhaut und in den regionären Lymphknoten die entsprechenden anatomischen Veränderungen.

Der Primärkomplex heilt bei den meisten Kindern ohne Komplikationen ab. Das verkäste Exsudat wird wie ein Fremdkörper abgekapselt. Durch Wasserentzug und Fermentwirkung schrumpft das entstandene Narbengewebe; die käsigen Nekrosen verkalken oder verknöchern. Die zum Primärkomplex gehörenden Lymphdrüsen bilden sich meist langsamer zurück als der Primärherd, jedoch ist schließlich sowohl der Primär- als auch der Drüsenherd verkalkt. Die Infektion „ruht". Trotzdem können aber in den Kalkherden noch lebende Tuberkelbazillen vorhanden sein. Im biologischen Sinne wäre dann keine Ausheilung eingetreten: die Tuberkulinprobe bleibt positiv.

Bei ungünstigem Verlauf dringt die tuberkulöse Infektion aus dem Primärherd in das umgebende Lungengewebe ein *(perifokale Entzündung)*, auch kann sich aus einer besonders massiven Infektion eine *käsige Pneumonie* entwickeln. Schmilzt diese ein, so entsteht nach dem Aushusten des Eiters eine *Primärkaverne.* Gefährlich ist auch die schnelle Ausbreitung der Tuberkulose durch den Einbruch in einen Bronchus. Diese *Perforation* einer verkästen Bronchialdrüse kann in dem betroffenen Lungensegment alle Reaktionen von der flüchtigen perifokalen Entzündung bis zur schweren käsigen Pneumonie zur Folge haben. Eine hämatogene Aussaat ist im Kindesalter nicht selten. Durch den Wall der erkrankten Lymphdrüsen dringen die Tuberkelbazillen mit der abfließenden Lymphe ins Blut vor, aber auch direkte Streuungen aus dem ganz frischen Primärherd sind möglich. Ist die Abwehrkraft des Körpers bereits gelähmt, so können sich die im Blute kreisenden Tuberkelbazillen im gesamten Kapillargebiet des Körpers ansiedeln *(miliare Aussaat)* oder nur in einzelnen Organen haften (Knochen, Haut, Niere, Meningen usw.). Im Vergleich mit der außerordentlichen Häufigkeit der Tuberkuloseinfektion sind jedoch die erwähnten Komplikationen selten. Bei über 90% aller Erwachsenen deutet auf die tuberkulöse Kindheitsinfektion nur noch eine fibrotische oder verkalkte Narbe des Lungengewebes hin.

1. Der Primärkomplex

Subjektive Krankheitserscheinungen treten bei der Tuberkulose erst dann auf, wenn der Körper gegen den Tuberkelbazillus bzw. gegen seine Gifte überempfindlich geworden ist. Vorher bleibt die Infektion während der Inkubationszeit klinisch latent. Die Tuberkulinreaktion wird mit dem Erwachen der Hautallergie erst 6 bis 8 Wochen nach der Erstinfektion positiv. „Aus der Tuberkuloseinfektion wird durch die Allergie eine Tuberkulosekrankheit" (GLANZMANN).

Symptome: Mit der Entwicklung der tuberkulösen Allergie entstehen um den Primärherd mehr oder weniger ausgedehnte entzündliche, sog. perifokale Reaktionen. Gleichzeitig schwellen die regionalen Lymphknoten an. In den meisten Fällen sind diese Reaktionen so gering, daß das Allgemeinbefinden nicht gestört wird. Auch bei der physikalischen Untersuchung und im Röntgenbild können sie nicht nachgewiesen werden. Einzig die positive Tuberkulinreaktion zeigt dann die voraufgegangene Infektion an. Falls diese Kinder über 4 Jahre alt sind, kann man sie ebenso wie jene, die im Röntgenbild der Lunge schon einen verkalkten Primärkomplex zeigen, zu den „gesunden Kindern mit positiver Tuberkulinreaktion" zählen.

In seltenen Fällen beobachtet man als Zeichen der sich entwickelnden tuberkulösen Allergie das sog. *Initialfieber*. Dieses wird fast immer mit einem gewöhnlichen Infekt der oberen Luftwege verwechselt. Da gleichzeitig mit der Tuberkulinallergie auch eine Parallergie gegen die sonst harmlosen Saprophyten der Mundhöhle aufzutreten pflegt, entsteht mitunter eine Angina, die somit der „Begleitangina" der Pockenschutzimpfung entspricht.

Nebenher finden sich Kopfschmerzen, Mattigkeit und sonstige Allgemeinerscheinungen. Die BSG ist erhöht; polymorphe Initialexantheme wurden ebenfalls beobachtet.

Neben dem vieldeutigen Symptom des Initialfiebers gibt es aber im Beginn der kindlichen Tuberkulose ein fast pathognomonisches Zeichen: das *Erythema nodosum*. Dieses ist diagnostisch so wichtig, daß man es fast als das „Tuberkuloseexanthem des Primärstadiums" bezeichnen könnte. Es setzt sich aus multiplen kleineren oder auch größeren bläulichroten und leicht erhabenen Knoten an der Vorderfläche der Unterschenkel zusammen, findet sich aber in manchen Fällen auch an den Oberschenkeln und an den Armen. Beim ersten Anblick können die Knoten mit Kontusionen verwechselt werden. Bei Säuglingen ist das Erythema nodosum selten zu beobachten; im späteren Alter erkranken mehr Mädchen als Knaben. Stets muß man die Tuberkulinempfindlichkeit prüfen und die seltenen Fälle ausschließen, in denen die Erkrankung nicht durch eine Tuberkulose, sondern durch andere Allergene, z. B. durch die Sulfonamide, ausgelöst wird.

Röntgenbefund: Mit der üblichen perkutorischen und auskultatorischen Untersuchung der Lungen kann man einen tuberkulösen Primärkomplex nicht nachweisen. Nur bei größeren perifokalen Entzündungen findet man eine Dämpfung und Veränderungen des Atemgeräusches. Erst bei einer Röntgenuntersuchung kann man, allerdings weitaus nicht in allen Fällen, den Primärkomplex diagnostizieren: Der Primärherd wird als linsen- bis erbsengroßer Fleckschatten in der Peripherie der Mittel- oder Unterfelder sichtbar (Abb. 1).

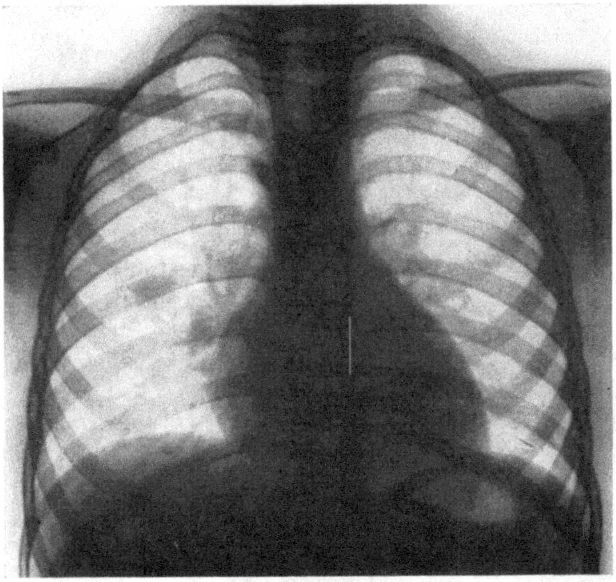

Abb. 1. Weicher, hilusnaher Primärherd im rechten Mittelfeld

Auch multiple Primärherde kommen in der Lunge vor, sind aber selten (Abb. 2).

Bei frischer Infektion kann sowohl um den Lungen- als auch um den Drüsenherd eine perifokale Entzündung wechselnder Ausdehnung bestehen. Die zwischen diesen beiden Herden gelegene tuberkulöse Lymphangitis erscheint im Röntgenbild als feiner Strang, bei stärkerer Ausprägung als Schattenband. Das aus Primärherd, Lymphangitis und Lymphknotenherd bestehende Bild gleicht schließlich einer Hantel; man bezeichnet es als das sog. *bipolare Stadium* des Primärkomplexes (Abb. 3).

Im Laufe der Ausheilung der Primärtuberkulose verschwindet der Primärherd langsam unter Fibrose und Schrumpfung und kann schließlich im Röntgenbild unsichtbar werden, falls das nekrotische Gewebe nicht verkalkt. Auch wenn der Lungenherd ausgeheilt ist, kann die Schwellung der regionären Lymphknoten im Hilusgebiet noch längere Zeit bestehen bleiben (Bronchiallymphknotentuberkulose).

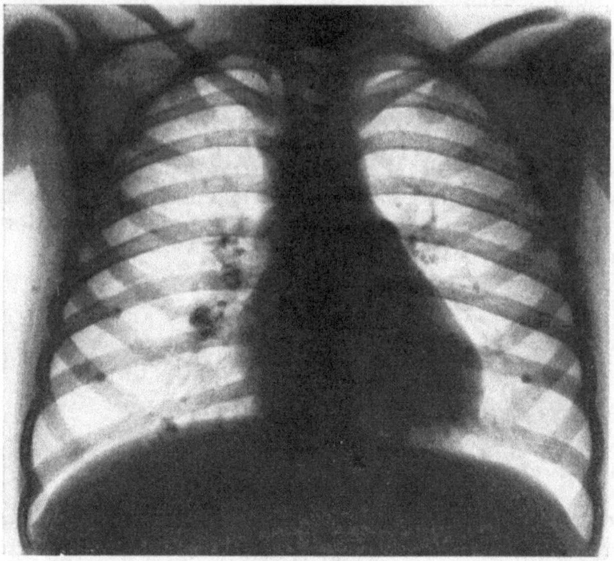

Abb. 2. Multiple, verkalkte Primärkomplexe in beiden Lungen

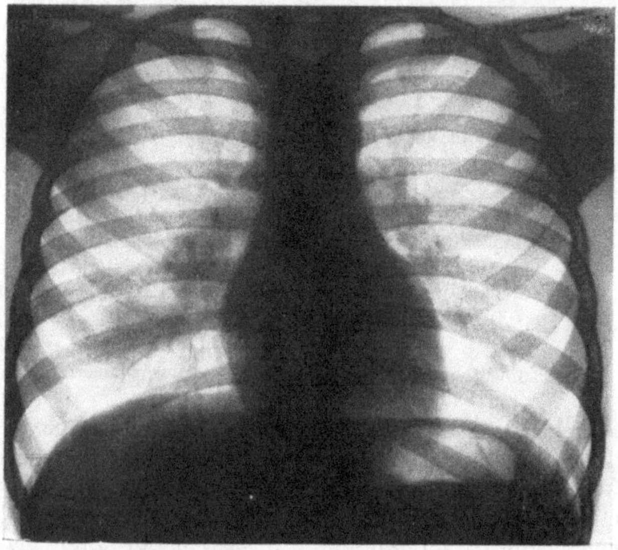

Abb. 3. Primärkomplex im rechten Unterfeld, bipolares Stadium

Ein unkomplizierter Primärherd muß etwa erbsengroß sein, um überhaupt im Röntgenbild sichtbar zu werden. Weiterhin hängt es wesentlich vom Abstande des Primärherdes vom Röntgenfilm ab, ob er sich auf diesem mit scharfer Begrenzung darstellt oder nicht. Schlüsse auf die Aktivität oder das Alter eines Herdes sind also aus seinem Schattenbild kaum möglich. Erst wenn der tuberkulöse Herd verkalkt ist, kann man das erkrankte Kind wenigstens als klinisch geheilt betrachten. Mitunter wird auch ein Primärherd auf dem Röntgenbild übersehen, weil er bei dem üblichen sagittalen Strahlengang im Schatten des Mediastinums, des Herzens oder des Zwerchfells verschwindet. In diesen Fällen hilft eine systematische Röntgendurchleuchtung mit Drehung in alle Durchmesser weiter.

Differentialdiagnose: Nach dem 10. Lebensjahr und im späteren Alter ist die Unterscheidung eines Primärherdes von einem Frühinfiltrat besonders wichtig. Kalkschatten der Lunge bleiben auch nach Histoplasmosen oder Coccidioidomykosen zurück. Diese Erkrankungen kommen jedoch in Europa nicht vor und können nur durch Infektion in den Endemiegebieten Nordamerikas erworben werden.

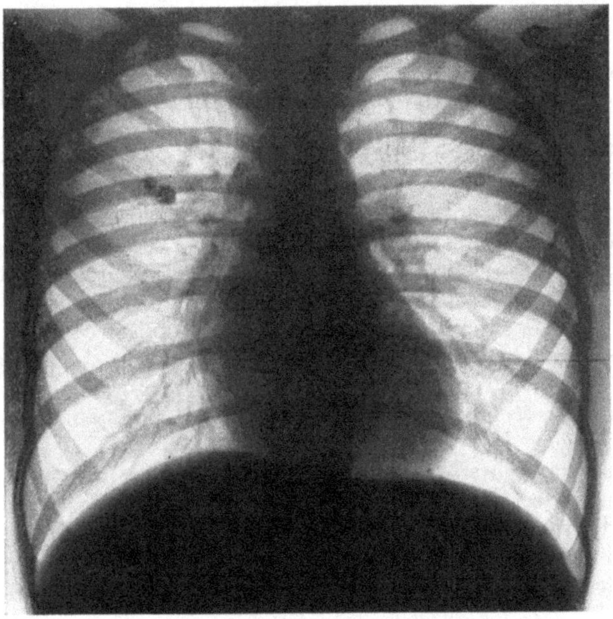

Abb. 4. Verkalkter Primärkomplex im rechten Oberlappen

Verlauf: Der Primärkomplex heilt unter Verkalkung der tuberkulösen Herde ab, die frühestens nach 8 bis 10 Monaten sichtbar werden kann (Abb. 4). Somit läßt sich aus dem Beginn der Verkalkung und der Anamnese annähernd der Zeitpunkt der Infektion berechnen. Trotz dieser Kalkeinlagerung können aber die Tuberkelbazillen noch lange Zeit in den ursprünglichen Herden virulent bleiben. Streuungstuberkulosen werden dann allerdings nur noch selten beobachtet. Wenn zuletzt alle Tuberkelbazillen im Körper abgestorben sind, erlischt auch die Tuberkulinallergie.

Im allgemeinen pflegt ein tuberkulöser Primärkomplex um so langsamer auszuheilen, je jünger das erkrankte Kind ist. Auch sind Komplikationen bei Kindern unter 4 Jahren am häufigsten. Hier sind zu nennen: Die ausgedehnte perifokale Entzündung, die käsige Pneumonie, die Primärkaverne und Primärherdphthise, die Atelektase, die Lymphknotenperforation in einen Bronchus und schließlich die Miliartuberkulose und spezifische Meningitis als Ausdruck einer Frühgeneralisation.

Therapie: Eine kombinierte tuberkulostatische Behandlung ist bei der primären Tuberkulose des Kindes nur dann erforderlich, wenn Komplikationen eingetreten sind oder sich eine Bronchialdrüsentuberkulose entwickelt. Ausnahmen gelten nur für die Infektionen im 1. Lebensjahr, die in dem Abschnitt über die Säuglingstuberkulose näher erörtert werden.

2. Die Bronchiallymphknotentuberkulose

Zwischen dem einfachen tuberkulösen Primärkomplex und einer Bronchiallymphknotentuberkulose (Bronchialdrüsentuberkulose, Hilusdrüsentuberkulose) bestehen fließende Übergänge. Der Primärherd kann im Röntgenbild der Lunge noch gut sichtbar sein, wenn im Hilusgebiet schon große, verkäste Lymphknotentumoren entstanden sind. Er kann sich aber auch unter bindegewebiger Vernarbung so weit zurückgebildet haben, daß nur noch die Lymphknotenerkrankung an der Lungenwurzel zu erkennen ist. Diese tuberkulösen Lymphknotentumoren sind dann die Ursache aller klinischen Symptome. In vielen Fällen verläuft diese tuberkulöse Infektion aber auch ohne Krankheitsgefühl, so daß man von einer klinisch stummen oder okkulten Form der Bronchiallymphknotentuberkulose sprechen kann.

Die Bezeichnung „Bronchiallymphknotentuberkulose" ist nur eine klinische und keine pathologisch-anatomische Diagnose, denn einen mehr oder weniger weit abgeheilten Lymphknotenprozeß im Hilusbereich kann man bei zwei Drittel aller tuberkulinpositiven, aber nicht kranken Kinder nachweisen. Im Verlauf der tuberkulösen Infektion brauchen nicht nur die hilären, sog. bronchopulmonalen Lymphknoten (s. Abb. 5) zu erkranken; auch die übrigen endothorakalen Lymphknoten im Mediastinum können durch lymphogene Weiterverbreitung ganz oder teilweise (markige Schwellung) verkäsen.

Pathologische Anatomie: Neben den großen, in toto verkästen Lymphknoten des Primärkomplexes finden sich im Hilusgebiet Drüsentumoren, die nur einzelne, wohl hämatogen oder lymphogen entstandene Herde enthalten. Die Volumenvergrößerung kommt hier durch die starke entzündliche Schwellung des übrigen Lymphknotengewebes zustande, so daß man von einer intraglandulären perifokalen Entzündung gesprochen hat.

Symptome: Die Kinder werden meist wegen Allgemeinerscheinungen wie Fieber, Mattigkeit, Anorexie und Gewichtsabnahme zum Arzt gebracht. Oft fehlen gerade

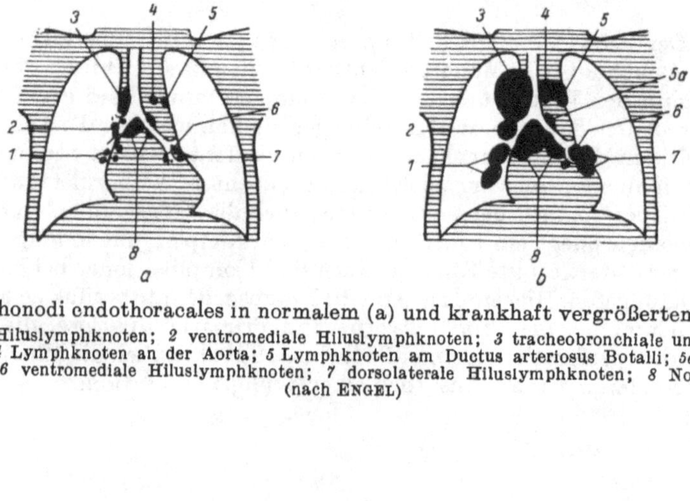

Abb. 5. Lymphonodi endothoracales in normalem (a) und krankhaft vergrößertem (b) Zustand
1 dorsolaterale Hiluslymphknoten; *2* ventromediale Hiluslymphknoten; *3* tracheobronchiale und paratracheale Lymphknoten; *4* Lymphknoten an der Aorta; *5* Lymphknoten am Ductus arteriosus Botalli; *5a* epibronchialer Lymphknoten; *6* ventromediale Hiluslymphknoten; *7* dorsolaterale Hiluslymphknoten; *8* Nodi bifurcationis (nach ENGEL)

bei größeren Kindern alle Krankheitssymptome von seiten der Respirationsorgane. Bei Säuglingen und Kleinkindern kann man aber unter Umständen die Diagnose schon mit dem Ohr stellen, wenn die Kinder bitonal husten. Dieser „Toux bitonale" ist ein wertvolles Hinweissymptom und setzt sich aus einem tiefen und einem gleichzeitigen hochklingenden Hustenton zusammen. Der erste Ton kommt durch die gewöhnliche Tonbildung im Larynx zustande, der helle Oberton dagegen entsteht durch die schnell hindurchgepreßte Luft in einem verengerten Bronchus. Der bitonale Husten ist ein Zeichen der Kompression im Bereich der Stammbronchien durch tuberkulöse Lymphknotentumoren oder andere unspezifische, raumbeengende Prozesse. In gleicher Weise entsteht durch die Kompression der Stammbronchien das Symptom des exspiratorischen Stridors. Bei noch stärkerem Druck durch die Tracheobronchiallymphknoten kann es zur Dyspnoe und stenotischer Blähung kommen. Mitunter ist auch ein mehr krampfhafter und pertussisähnlicher Hustentyp mit Anfällen, leichtem Ziehen, röchelnder Nachatmung und Gesichtszyanose zu beobachten. In diesen Fällen liegt eine hustenauslösende Reizung der Bifurkationsschleimhaut vor. Im ganzen hört man diese Symptome aber nur selten und noch am häufigsten bei Säuglingen, da in diesem Alter die Bronchialäste noch weich und nachgiebig sind.

Zur Diagnose gehört neben der Tuberkulinprüfung noch die Bestimmung der BSG, die bei einer aktiven Bronchialdrüsentuberkulose meist mäßig, aber deutlich erhöht ist. Die Untersuchung mittels der Perkussion und Auskultation bleibt fast immer ergebnislos, so daß man zur Diagnosestellung auf die Röntgenuntersuchung des Thorax angewiesen ist.

Röntgenbefund: Vom röntgenologischen Standpunkt aus kann man die Tuberkulose der Bronchiallymphknoten in zwei Formen einteilen, zwischen denen allerdings manche Übergänge vorhanden sind.

Zuerst sei die *tumorbildende* oder tumoröse Bronchiallymphknotentuberkulose genannt, bei der deutlich sichtbare, mehr oder weniger große, rund oder bogig begrenzte Lymphknotenschatten im Hilusgebiet bestehen. Die Drüsenschatten wachsen dabei gewissermaßen aus dem Mittelschatten hervor und sitzen diesem breit auf (Abb. 6).

Ein „Interspace" ist bei der tumorösen Form zwischen dem Mediastinalrand und dem Hilusschatten nicht mehr sichtbar. Bei der Drehung vor dem Röntgenschirm bleiben die Hilusschatten unverändert dicht und lösen sich nicht mehr in die einzelnen Fleck- und Ringschatten der Hilusorgane auf.

Die zweite Form ist die sog. *nichttumoröse* oder entzündliche Bronchiallymphknotentuberkulose. Hier handelt es sich um kleinere tuberkulöse Lymphknoten, die vielleicht nur die Größe einer Erbse erreichen und so versteckt im Hilus liegen, daß sie im sagittalen Röntgenbilde nicht sichtbar werden. Aber auch einen größeren, median gelegenen Lymphknoten an der Bifurkation wird man bei sagittalem Strahlengang nicht ohne weiteres erkennen. Erst wenn man das Kind um 90° in Seitenstellung dreht, läßt sich die Drüsenschwellung diagnostizieren. Ist diese Möglichkeit ausgeschlossen und der Hilusschatten erscheint trotzdem verbreitert, verdichtet und unscharf begrenzt, so kann auch dieses Bild durch eine Tuberkulose (perifokale Entzündung um erkrankte, kleinere Lymphknoten) hervorgerufen werden.

Um Irrtümer bei dieser schwierigen Diagnose zu vermeiden, muß man sich aber immer wieder vergegenwärtigen, daß derartige Röntgenbefunde auch einmal durch einen hilusnahen Primärherd mit perifokaler Entzündung, dann häufig durch einen manifesten oder kürzlich überstandenen Infekt der oberen Luftwege zustande kommen können. Bei Pertussis, Asthma bronchiale, Bronchiektasen, Grippe, Masern und Herzfehlern finden sich ähnliche Bilder. Auch das physiologische Emporwandern der

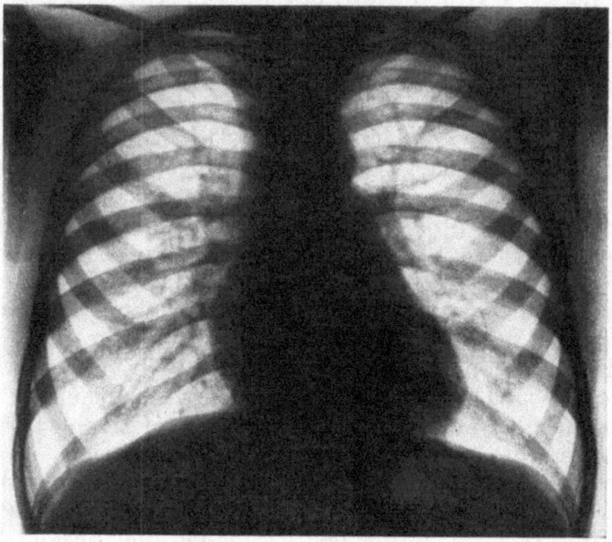

Abb. 6. Rechtsseitige tumoröse Bronchialdrüsentuberkulose

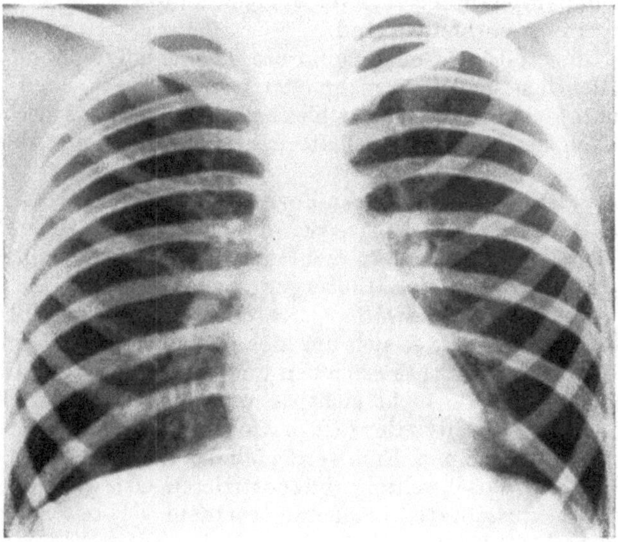

Abb. 7.
Unspezifische Verbreiterung und Auffaserung beider Hilusschatten während einer Bronchitis

Hilusschatten, die mit zunehmendem Alter im Lungenbild aus dem Herzschatten nach oben heraustreten, ist bei der Deutung zu beachten. Das Röntgenbild des „verstärkten Hilusschattens“ ist also vieldeutig (Abb. 7); man kann es nur beschreiben, aber nicht ätiologisch deuten.

Obwohl also die Existenzberechtigung einer nichttumorösen Bronchiallymphknotentuberkulose, die sich im Röntgenbild als unscharfe Verbreiterung und Verdichtung des rechtsseitig schmetterlingsförmigen und linksseitig halbelliptischen Hilusschattens darstellt, vom klinischen und pathologisch-anatomischen Standpunkt aus anzuerkennen ist, kann man in diesem Falle nur eine röntgenologische Vermutungsdiagnose stellen. Die entzündliche, nichttumoröse Hilusdrüsentuberkulose muß vor allem klinisch diagnostiziert werden.

Die Entscheidung, ob aktive oder inaktive Tuberkulose, erübrigt sich, wenn man das plötzliche Positivwerden einer vorher negativen Tuberkulinreaktion bei einem Kinde selbst beobachten konnte, wenn das Kind noch nicht über 3 Jahre alt ist und wenn Phlyktänen oder die Knoten eines Erythema nodosum auftreten. Manchmal läßt sich die Diagnose auch erst rückschauend aus dem Sichtbarwerden von Kalkschatten im Hilusgebiet stellen. Im allgemeinen kann man aber sagen, daß eine nichttumoröse Bronchialdrüsentuberkulose insbesondere bei konstitutionell mageren Kindern viel zu häufig diagnostiziert wird.

Die Schatten der Bronchiallymphknotentuberkulose sind im Röntgenbild oftmals unscharf begrenzt, weil sich in wechselndem Maße unregelmäßige Streifenzeichnungen in die Lunge hinein fortsetzen. Man spricht in diesen Fällen von einer perihilären oder periadenitischen Verschattung. Ist bei diesen perifokalen Entzündungen auch die interlobäre Pleura beteiligt, so resultieren im Röntgenbild dreieckförmige Verschattungen, die mit der Basis dem Hilusschatten aufsitzen und deren Spitze nach lateral gerichtet ist (Slukascher Dreieckschatten). Es ist jedoch zu beachten, daß tuberkulöse Prozesse oder Pneumonien im apikalen Segment des Unterlappens oder im pektoralen Segment des Oberlappens bei sagittalem Strahlengang durch die Projektion auf die Filmebene ähnliche Röntgenbilder ergeben können (Abb. 8a und b).

Differentialdiagnose: Die Beschwerden und die Vorgeschichte eines Kindes mit adenoiden Vegetationen im Nasen-Rachen-Raum und begleitender chronischer Ka-

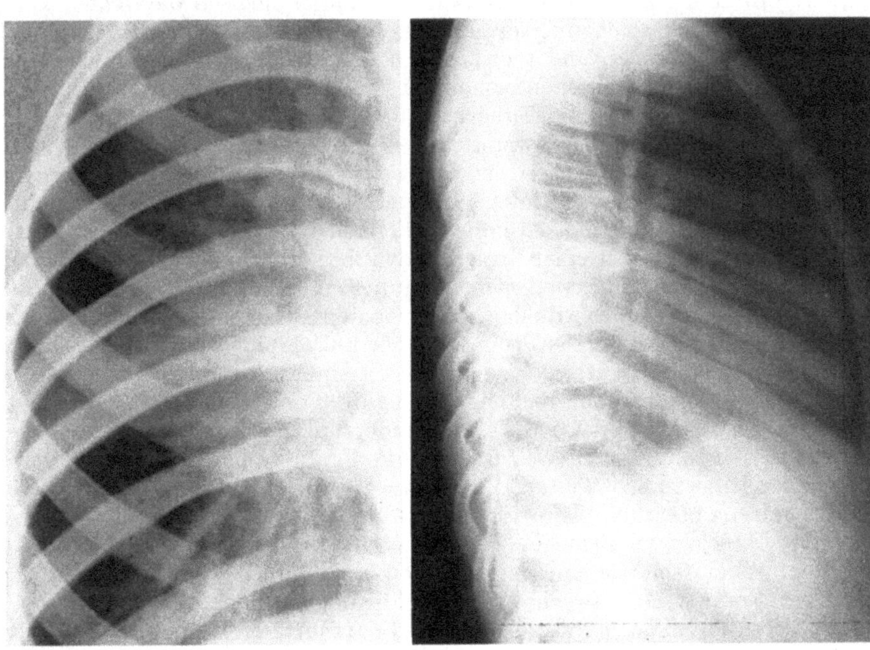

Abb. 8a und b. a) Unscharf begrenzte, dreieckförmige Verschattung um den rechten Hilus; b) Frontalbild: Pneumonischer Prozeß in der Spitze des rechten Unterlappens

tarrhneigung können denen einer Bronchiallymphknotentuberkulose sehr ähnlich sein. Ohne Zweifel ist das die häufigste Differentialdiagnose, die man in der Praxis zu erwägen hat. Hier hilft die Austastung oder Spiegelung des hinteren Nasenraumes, die Beobachtung der Mundatmung und der typische adenoide Gesichtsausdruck des Kindes weiter. Für die röntgenologische Differentialdiagnose kommen alle tumorbildenden Prozesse im Mediastinum und generalisierte Lymphknotenerkrankungen in Frage: Leukämie, Lymphosarkom, Lymphogranulomatose (M. Hodgkin), Boeck-Besnier-Schaumannsche Erkrankung, Pfeiffersches Drüsenfieber, gefüllte Bronchial- und Perikardzysten, Dermoidzysten, Teratome, Thymushyperplasien.

Komplikationen: Durch den Druck eines stark vergrößerten, verkästen Lymphknotens im Hilusgebiet oder weiter in der Peripherie kann es zur Arrosion und schließlich zur vollständigen Kompression eines Bronchus kommen. In der Folge wird die Luft in dem nicht mehr beatmeten Lungenlappen, -segment oder auch -teilsegment resorbiert: Es entsteht eine Atelektase. Je größer die verkästen Lymphknoten im Hilusgebiet sind, desto leichter entsteht eine hämatogene Streuung. Tödliche miliare Aussaaten sind aber auch von kleinsten Käseherden der Hiluslymphknoten aus beobachtet worden. Auch die Topographie der einzelnen Lymphknotengruppen spielt eine Rolle, denn besonders häufig streuen die verkästen Lymphknoten der paratrachealen und paraaortalen Gruppen, die die letzte Barriere vor dem Einbruch der Tuberkelbazillen in den Ductus thoracicus und damit in die Blutbahn darstellen.

Neben der hämatogenen ist auch die bronchogene Streuung unter den Komplikationen einer Bronchiallymphknotentuberkulose zu nennen. Dabei brechen käsige Massen aus einem benachbarten Lymphknoten in das Bronchiallumen ein und breiten sich in dem zugehörigen Arborisationsgebiet aus. Mitunter läßt sich dann eine sog. *Hiluskaverne* in dem entleerten Lymphknoten röntgenologisch darstellen. Die Prognose kann durch einen solchen Lymphknoteneinbruch (S. 37) wesentlich verschlechtert werden. Im allgemeinen sind aber bronchogene Streuungen im Kindesalter nicht so häufig wie bei den Erwachsenenformen der Tuberkulose (kavernöse Phthise).

Als seltene Komplikation der Tuberkulose mediastinaler Lymphknoten sei noch die einseitige *Zwerchfellähmung* erwähnt, die durch eine Alteration des N. phrenicus hervorgerufen wird. Das Zwerchfell ist dabei auf der erkrankten Seite weniger gut beweglich und steht höher als auf der gesunden. Bei der Durchleuchtung sieht man eine sog. paradoxe, gegensinnige Atembeweglichkeit der beiden Zwerchfellteile.

Verlauf: Für die Prognose einer Bronchiallymphknotentuberkulose ist das Lebensalter von großer Bedeutung, weil sich bei jüngeren Kindern leichter hämatogene Streuungen aus dem Primärherd oder aus verkästen Bronchialdrüsen entwickeln als bei älteren. Im Schulalter ist die Prognose einer unkomplizierten Hilusdrüsentuberkulose im allgemeinen als gut zu bezeichnen. Mit einer Aktivität des Prozesses muß man etwa 1 bis 1½ Jahre lang rechnen. Im Laufe dieser Zeit schrumpfen und verkalken die ursprünglich verkästen Drüsenherde, was natürlich bei großen Herden langsamer vor sich geht. Manchmal ist auch ohne Verkalkung nur eine bindegewebige Induration des Hilus zu beobachten, die als dauernde Verdichtung und Verbreiterung des Hilusschattens bestehen bleiben kann.

Therapie: Eine aktive Bronchiallymphknotentuberkulose bedarf unbedingt der Behandlung, wobei nach wie vor das Hauptgewicht auf die unspezifischen Methoden wie Liegekur, Freiluft, Klimawechsel und Ernährung zu legen ist. Besonders bei Kindern mit Tuberkulosen der paratrachealen und paraaortalen Lymphknoten sollte ein Heilverfahren durchgeführt werden (Schmidt-Rohr).

Mit den modernen tuberkulostatischen Mitteln ist die Bronchiallymphknotentuberkulose wegen der schnell eintretenden Verkäsung nur schlecht oder nicht zu beeinflussen. Durch die Chemotherapie wird weder die Rückbildung der erkrankten Lymphknoten beschleunigt noch eine drohende Perforation in einen Bronchus vermieden. Einzelne Autoren (Brügger, Bossert und Plettenberg) berichten sogar von vermehrten Lymphknotendurchbrüchen infolge der schnelleren und häufigeren Erweichung verkästen Drüsengewebes unter der Chemotherapie. Bossert und Plettenberg beginnen deshalb bei unkomplizierten Hilusprozessen nicht sofort mit der chemischen und antibiotischen Behandlung, sondern verfolgen die Rückbildung unter der bisher üblichen Therapie. Ausnahmen sind die Bronchialdrüsentuberkulosen im Säuglingsalter.

Bei Befall der paratrachealen und paraaortalen Drüsen kann man wahrscheinlich durch die neuere tuberkulostatische Therapie besonders bei Säuglingen und Kleinkindern eine hämatogene Streuung verhindern (Opitz). In diesen Fällen ist zur Gabe von Isonikotinsäurehydrazid (INH) zusammen mit p-Aminosalizylsäure (PAS) zu raten. Natürlich läßt sich eine medikamentöse Prophylaxe hämatogener Streuungen nicht über mehrere Jahre fortführen. Man sollte sie daher auf Säuglinge und Kleinkinder beschränken und nicht länger als auf 6 bis 12 Monate ausdehnen. Streptomycin sollte man bei der Bronchiallymphknotentuberkulose nicht geben, sondern für Komplikationen aufheben.

Drüsentumoren, die hauptsächlich auf entzündlicher Schwellung um einzelne Käseherde beruhen, bilden sich schneller wieder zurück als vollkommen verkäste Lymphknoten. Das ist bei der Beurteilung chemotherapeutischer Erfolge zu beachten.

LITERATUR

Bossert und Plettenberg: Dtsch. med. Wschr. 665 (1954).
Brügger: Münch. med. Wschr. Nr. 19/20 (1950).
Engel: Die Lunge des Kindes, Stuttgart 1950.
Opitz: Tbk.arzt (1955).
Schmidt-Rohr: Beitr. Klin. Tbk. *112*, 103 (1954).

3. Die intrapulmonalen Komplikationen der Primärtuberkulose

Wenn man die schon im vorhergehenden Abschnitt erwähnte Bronchiallymphknotentuberkulose hier nicht berücksichtigt, so lassen sich die Komplikationen der kindlichen Primärtuberkulose in folgende Übersicht einordnen:

a) Die perifokale Entzündung
Um den röntgenologisch sichtbaren Primärherd sind Entzündungsprozesse stets in wechselndem Ausmaß vorhanden. Bei besonders heftigen Reaktionen können sie auch die Größe einer lappenfüllenden Verschattung *(Primärinfiltrierung)* erreichen. Als *Sekundärinfiltrierung* (Redeker) wird eine perifokale Entzündung in der Umgebung tuberkulöser Bronchiallymphknoten bezeichnet;

b) Die Perforation tuberkulöser Lymphknoten in einen Bronchus mit Fistelbildung und bronchogener Streuung;

c) Atelektasen durch Obturation oder Kompression des Bronchiallumens als Folgeerscheinung einer Bronchiallymphknotentuberkulose;

d) die käsige Pneumonie;

e) Mischformen aus a bis d, die eigentliche „*Epituberkulose*".

Der Name „*Epituberkulose*" wurde zuerst von *Eliasberg* und *Neuland* als röntgenologische Bezeichnung im Jahre 1920 geprägt. Die darunter zu verstehenden ausgedehnten, homogenen, mitunter einen ganzen Lungenlappen ausfüllenden Verschattungen sind schon vorher von KLEINSCHMIDT (1919) beschrieben worden. Die Epituberkulose ist also ursprünglich ein röntgenologischer Begriff gewesen, hinter dem sich die verschiedenartigsten pathologischen Prozesse verbergen können. Ein röntgenologischer Begriff ist aber als Grundlage einer klinischen Beschreibung ungeeignet. Alle Versuche dieser Art in den Lehrbüchern der Kindertuberkulose blieben unbefriedigend. Deshalb wird im folgenden eine Beschreibung der einzelnen Komplikationen der Primärtuberkulose nach pathologisch-anatomischen und klinischen Gesichtspunkten gegeben. Die Sammelbezeichnung, nicht die Diagnose „Epituberkulose", sollte auf die zuletzt erwähnten Mischformen beschränkt bleiben.

Aus den angeführten Gründen ist es auch nicht möglich, in summa von einer Behandlung der „Epituberkulose" zu sprechen und in der Literatur angegebene Behandlungsergebnisse zu beurteilen und zu vergleichen. Bei einer Atelektase infolge einer Bronchuskompression durch verkäste Lymphknoten ist kaum ein Angriffspunkt für die Wirkung tuberkulostatischer Mittel gegeben, wohl aber bei einer großen perifokalen Entzündung, einer Tuberkulose der Bronchialschleimhaut oder einer kleinherdigen tuberkulösen Lobulärpneumonie.

a) Die perifokale Entzündung

Pathologische Anatomie: Bei einer perifokalen Entzündung besteht um den tuberkulösen Erstherd eine mehr oder weniger ausgedehnte seröse Entzündung unspezifischer Natur (HUEBSCHMANN, RANDERATH), die aber bei fortschreitender lymphogener Infektion aus dem Primärherd von kleinen tuberkulösen Tochterherden durchsetzt sein kann. Als Ursache dieser perifokalen Entzündung sind tuberkulotoxische Substanzen und Stoffwechselprodukte anzusehen, die aus dem Erstherd in das Lungengewebe übertreten. Nach weiteren Superinfektionen entstehen noch größere Verschattungen bis zu Lappengröße als Ausdruck einer tuberkulösen Desquamativpneumonie, wie aus den tierexperimentellen Untersuchungen von BIELING und SCHWARTZ hervorgeht. Hierauf wird bei der Besprechung der Bronchusperforation (S. 37) noch einzugehen sein.

Symptome: Bei nur geringer Ausdehnung kann eine perifokale Entzündung völlig symptomlos bleiben. Häufig weisen aber die schon beim Primärkomplex beschriebenen, hier verstärkten Allgemeinerscheinungen auf eine Erkrankung hin. Mißmut, Spielunlust, Veränderung des Gebarens, Mattigkeit, Appetitmangel und Nichtgedeihen fallen den Eltern gerade bei sonst fröhlichen und lebhaften Kleinkindern sehr auf. In anderen Fällen macht sich die perifokale Entzündung durch Fieber und pneumonische Symptome bemerkbar. Bei diesen großen, die Lungenoberfläche erreichenden Prozessen ergibt die physikalische Untersuchung eine deutliche Dämpfung mit Bronchialatmen oder nur abgeschwächtem Atemgeräusch. Auch Rasselgeräusche können hörbar sein.

Röntgenbefund: Die Diagnose einer perifokalen Entzündung muß in erster Linie röntgenologisch gestellt werden. Mitunter kann man beobachten, daß die zunächst nur um den Primärherd gelagerte, eben pfennig- bis markstückgroße Verschattung eine breite Verbindung zu einer entsprechenden Entzündungszone um den Hilus gewinnt. Die Entzündungsgebiete können dann mit wolkiger oder homogener Schattenqualität zusammenfließen, bis ein ganzer Lappen ausgefüllt ist. Solche ausgedehnten perifokalen Verschattungen, die im unmittelbaren Zusammenhang mit der Primärinfektion stehen, bezeichnet man nach dem Vorschlage REDEKERS als „*Primärinfiltrierungen*" (Abb. 9).

Entstehen derartige Verschattungen nicht um einen Herd in der Lungenperipherie, sondern erst zu einem späteren Zeitpunkt nach der Abheilung des Primärherdes um die großen, verkästen Lymphknoten des Hilusgebietes, so spricht man von „*Sekundärinfiltrierungen*". CATEL möchte auch Verschattungen, die sich erst im weiteren Ablauf des Tuberkulosegeschehens um ältere Herde oder im Gebiet einer frischen Streuung entwickeln, mit zu den Sekundärinfiltrierungen rechnen.

Am häufigsten sind Primärinfiltrierungen zwischen dem 2. bis 4. Lebensjahr anzutreffen; im späteren Kindesalter sieht man kaum noch ausgedehnte perifokale Entzündungen.

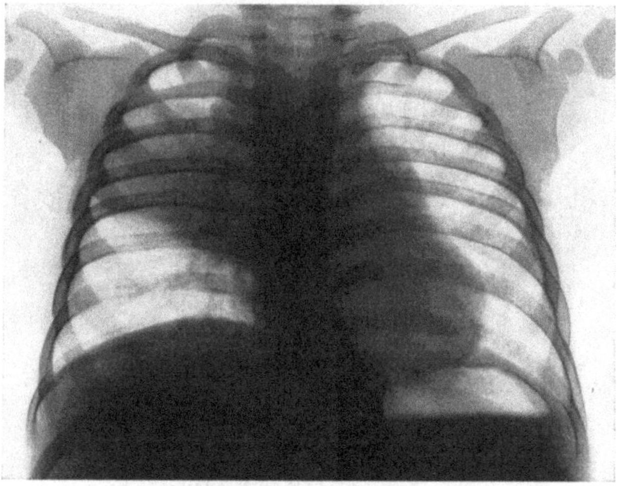

Abb. 9. Primärinfiltrierung im rechten Oberlappen

Differentialdiagnose: Das klinische und röntgenologische Bild einer Primärinfiltrierung kann vollkommen mit dem einer Pneumonie übereinstimmen. Erst der Verlauf und ein vergeblicher Behandlungsversuch mit Sulfonamiden oder Antibiotika klärt dann die Diagnose. Bei Säuglingen und Kleinkindern sollte man bei sich nur langsam lösenden Verschattungen stets eine Tuberkulinprobe anstellen. Bei älteren Kindern muß man eine Primärinfiltrierung von einer exsudativen Phthise ohne erkennbare Kavernisierung (Erwachsenenform) abgrenzen, um eingreifende therapeutische Maßnahmen zu vermeiden.

Eine besondere Verlaufsform des Primärherdes mit perifokaler Entzündung ist der sog. „tuberkulöse Rundherd". Man bezeichnet damit gut abgesetzte, kreisrunde Schatten von mindestens 2 cm Durchmesser. KONJETZNY prägte dafür die Bezeichnung „Tuberkulom". Diese können sowohl im Primär- als auch im Sekundärstadium der kindlichen Tuberkulose vorkommen (CATEL). Nach O. KOCH beruht ihre Entstehung auf einem besonders hohen Durchseuchungswiderstand des Körpers bei starker Tuberkulinempfindlichkeit. Pathologisch-anatomisch handelt es sich um massive Verkäsungen mit einer Kapsel von Granulations- oder Bindegewebe (RADENBACH).

Als weitere röntgenologische Differentialdiagnose sei schließlich noch das eosinophile Infiltrat (LÖFFLER) erwähnt (Abb. 10).

Verlauf: Falls die Gefahr der jederzeit möglichen Frühstreuungen glücklich vorübergeht, können sich selbst größere Primärinfiltrierungen langsam im Laufe von

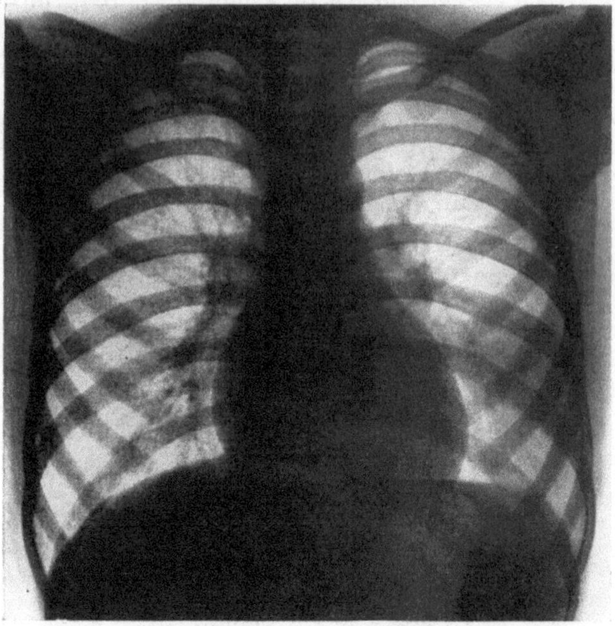

Abb. 10. Eosinophiles Infiltrat im linken Unterfeld

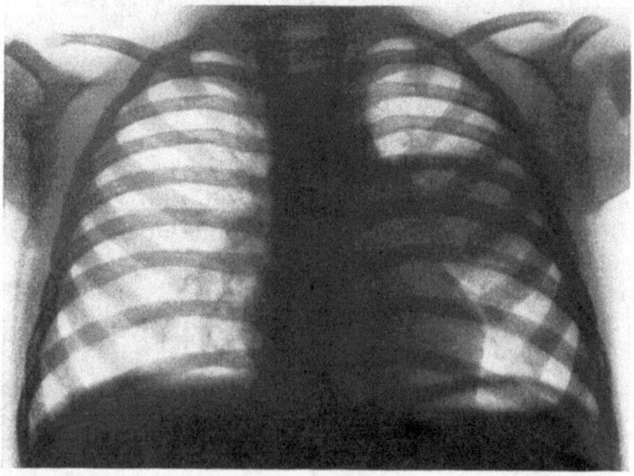

Abb. 11. Primärinfiltrierung im linken Mittelfeld

1 bis 2 Jahren zurückbilden. Die Verschattungen hellen sich zunächst streifig auf, dann kommt erst der eigentliche Fokus zum Vorschein. Hilusschatten und Fokusschatten grenzen sich gegenseitig ab und schließlich bleibt von dem nekrotischen Primärherd nur ein dichter Kalkschatten übrig (Abb. 11 und 12).

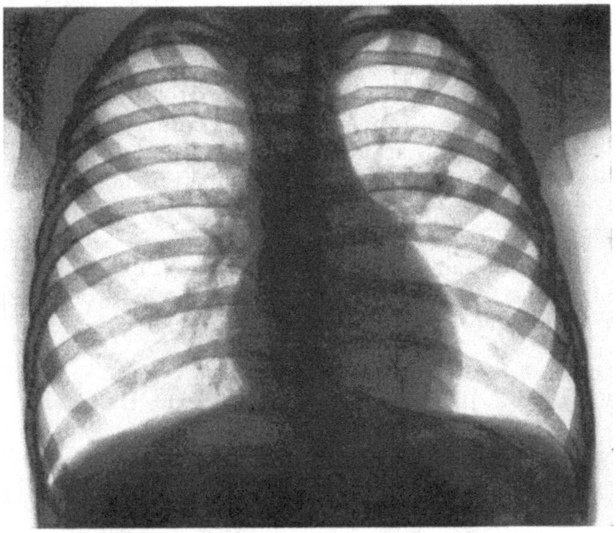

Abb. 12. Gleicher Fall wie Abb. 11. Nach 3 Jahren ist nur noch der verkalkte Primärherd sichtbar

Die Verkalkungstendenz ist mitunter bei Primärinfiltrierungen im linken Oberlappen nicht so groß, besonders wenn der Primärherd nahe am Mediastinum liegt. Abhängig von der Zahl der Tochterherde kommt es zu mehr oder weniger ausgedehnten bindegewebigen Vernarbungen, zur Induration. Das entstandene „Indurationsfeld" bleibt im Röntgenbild mit vermehrter Streifenzeichnung noch lange sichtbar.

Nur in seltenen Fällen heilen die tuberkulösen Infiltrierungen stetig und gleichmäßig aus. In der Regel entwickeln sich noch neue „Schübe", die sich durch Husten, Fieber und gestörtes Allgemeinbefinden bemerkbar machen. Oft sind diese Symptome aber so gering, daß man auf einem Kontrollbild von neuen Verschattungen überrascht wird. Eine genaue Trennung in Primär- und Sekundärinfiltrierungen ist unter diesen Umständen nicht immer möglich. Man wird in solchen Fällen einfach von einem neuen „Schub" der tuberkulösen Infektion sprechen. Abhängig von der Virulenz und Masse der Infektion sowie der Abwehrfähigkeit des Körpers können aber bei ungünstigem Verlauf auch Einschmelzungen mit Primärkavernen und käsige Pneumonien aus dem Primärherd entstehen.

Therapie: Zur Behandlung der größeren perifokalen Infiltrierungen gibt man am besten über mehrere Monate bis zum Abklingen der klinischen und toxischen Erscheinungen kombiniert PAS und INH. Streptomycin sollte möglichst für Komplikationen aufgehoben werden. Als Grundlage dieser tuberkulostatischen Beeinflussung ist aber eine Ruhe-, Klima- und Ernährungstherapie unerläßlich.

b) Die Bronchusperforation durch tuberkulöse Lymphknoten

Pathologische Anatomie: Jede tuberkulöse Infektion führt im Rahmen der Primärkomplexbildung zu einer mehr oder weniger ausgedehnten Schwellung und Verkäsung der zugehörigen Lymphknoten im Hilusgebiet. Dieser Lymphknotenprozeß kann fortschreiten, weitere Lymphknoten erfassen und die schon beschriebenen Symptome der Bronchiallymphknotentuberkulose verursachen. Eine der wichtigsten Komplikationen der Bronchialdrüsentuberkulose ist der Durchbruch eines erweichten oder verkästen Lymphknotens in die Stammbronchien (Bronchi I. Ordnung) oder

Lappenbronchi (Bronchi II. Ordnung). Auch kommen Einbrüche in Segmentbronchi vor. Bei der Perforation gibt es von winzigen Fistelbildungen bis zum völligen, mitunter bohnengroßen Wandverlust zwischen Lymphknoten und Bronchus alle Übergänge. Vor dem Durchbruch kann der Bronchus durch Druck und gleichzeitige Arrodierung der schon geschädigten Bronchialwand bis zum völligen Verschluß komprimiert werden. Entzündliche kollaterale Schwellungen und auch spezifische Infiltrate der Bronchusschleimhaut können das Bronchiallumen noch zusätzlich verengen. In diesem Stadium können vor dem völligen Verschluß auch funktionelle Ventilbronchostenosen entstehen.

Die Bronchusperforation selbst (schematische Darstellung Abb. 13) wird zunächst durch eine kleine Öffnung mit Fistelbildung zwischen dem Bronchiallumen und dem verflüssigten oder erweichten Drüseninnern eingeleitet.

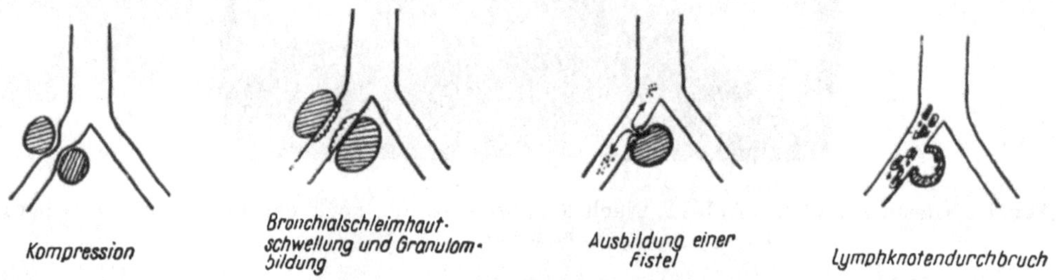

Abb. 13. Schematische Darstellung der Beziehungen zwischen tuberkulösem Lymphknoten und Bronchus

Die ursprüngliche Perforationsstelle kann sich weiter vergrößern. Auch der Knorpel der Bronchuswand wird dabei zerstört. Heilt der Prozeß aus, so findet man später breit mit dem Drüsenlumen in Verbindung stehende Öffnungen oder auch trichterförmig eingezogene Narben.

Derartige Bronchusperforationen waren dem pathologischen Anatomen seit langem bekannt (SCHÜRMANN [1926] u. a.). Erst in letzter Zeit konnte man jedoch erkennen, vor allem auf Grund der Untersuchungen von GÖRGÉNYI-GÖTTCHE und KASSAY (1947) und von PH. SCHWARTZ (1948), daß der Durchbruch erweichter tuberkulöser Lymphknoten in das Bronchialsystem eine nicht einmal seltene Komplikation der endothorakalen Lymphknotentuberkulose darstellt. SCHWARTZ fand unter 593 Sektionen 163 Bronchuseinbrüche (27,5%). Allerdings handelte es sich um türkische Patienten, die wahrscheinlich in ihrer Abwehrlage gegenüber der Tuberkulose von den mitteleuropäischen Kranken abweichen (ROMAIN). UEHLINGER konnte die Beobachtungen von SCHWARTZ in der Schweiz nur zum Teil bestätigen. Er fand aber bei 262 Sektionen mit Primärtuberkulosen bei Kindern und Erwachsenen doch in 25 Fällen (rund 10%) ebenfalls derartige Lymphknotendurchbrüche.

Die auf die Bronchusperforation folgenden Veränderungen sind einmal abhängig von dem Zustand (flüssiger oder bröckliger Käse), dann von der ausgestoßenen Menge (enge Fistelöffnung oder breite Perforation) des tuberkulösen Materials. Flüssiger und an virulenten Tuberkelbazillen reicher Käse kann, wenn er in großen Mengen in das Bronchiallumen und weiter in das zugehörige Lungengewebe gelangt, eine schwere käsige Pneumonie mit Einschmelzungen zur Folge haben. Dagegen können festere Käsebröckel, die nur noch wenige und in ihrer Virulenz geschädigte Bazillen beherbergen, reaktionslos ausgehustet oder bei kleineren Ausmaßen ohne Erscheinungen resorbiert werden.

Aus dem Zusammenwirken von Virulenz und Menge des tuberkulösen Materials sowie abhängig von dem Reaktionsvermögen des kranken Körpers ergibt sich, nach ansteigender Schwere des Verlaufs geordnet, die folgende Skala der pathologisch-anatomischen Veränderungen:

1. Die Lymphknotenperforation bleibt ohne klinische und röntgenologische Folgen.
2. Flüchtige, rückbildungsfähige Infiltrierungen.
3. Radiergummi-Infiltrate (Schwartz) mit guter Prognose. Entsprechend: Desquamativpneumonie, Splenopneumonie, gelatinöse Pneumonie.
4. Käsige, kleinherdige Lobulärpneumonien.
5. Ausgedehnte käsige Pneumonien, segment- oder lappenfüllend, mit der Gefahr der Einschmelzung des Lungengewebes und Kavernenbildung.

Bronchusperforationen und ihre Komplikationen werden besonders häufig im 4. bis 6. Monat nach der ersten tuberkulösen Infektion beobachtet. Der Einbruch erfolgt um so leichter, je jünger das Kind ist. Überhaupt ist zum Zustandekommen dieser großen Verschattungen nach einer Bronchusperforation eine starke Hyperergie gegen Tuberkeltoxine und tuberkulöses Material erforderlich. Dieses gesteigerte Reaktionsvermögen findet man gerade im Kleinkindesalter vor dem 6. Lebensjahr. Auch ohne daß es zur Perforation kommt, ist bei der Erkrankung eines bronchusnahen Lymphknotens die Bronchialwand mitbeteiligt. So können sich mit der Ausheilung und besonders in älteren schrumpfenden Prozessen nach bronchogener Aussaat als Spätfolgen Stenosen, narbige Verziehungen, Deformierungen der Bronchien und vor allem Bronchiektasien entwickeln (Veeneklaas). Sind derartige posttuberkulöse Bronchiektasen in den Oberlappen und Mittellappen lokalisiert, machen sie durch die gute Drainage im Stehen oder Liegen keine Beschwerden. Dagegen verursachen Bronchiektasen in den Unterlappen die üblichen Symptome.

Symptome: Eine Bronchusperforation ist klinisch nicht leicht zu diagnostizieren, weil bei allmählicher Fistelbildung symptomlose Verläufe anscheinend häufig sind. Bei massiven Durchbrüchen erlebt man jedoch asthmaähnliche Hustenanfälle mit stärkstem Reizhusten, Zyanose, Dyspnoe und Kreislaufkollaps. Todesfälle durch Erstickung sind beschrieben. Wichtig ist der Nachweis größerer Bazillenmengen im Auswurf. Oft kann man aber gerade bei Kleinkindern kein Sputum erhalten, es wird verschluckt. Hier sollte man den Nachweis im Magensaft versuchen. Fieber und ernstere Störungen des Allgemeinbefindens können vorhanden sein.

Bei der physikalischen Untersuchung findet man über dem Bezirk einer größeren bronchogenen Streuung meist die Symptome einer akuten, hier spezifischen Bronchopneumonie. Atelektasen und schwere Erstickungssymptome entstehen nach dem Durchbruch größerer Käseteilchen, die in einen Stammbronchus hineingepreßt werden oder beim Aushusten im Larynx steckenbleiben.

In manchen Fällen folgt auf den Durchbruch eine tuberkulöse ulzerative Bronchitis, die zur Quelle neuer Streuungen werden kann. Hier ist der Nachweis von Tuberkelbazillen im Magensaft ohne gleichzeitige Lungenverschattungen diagnostisch wichtig. Hustenanfälle, die besonders leicht durch einen Lagewechsel ausgelöst werden, sind als Hinweissymptom zu werten. Die Diagnose wird durch die Bronchoskopie gesichert.

Röntgenbefund: Die im Zusammenhang mit den beschriebenen klinischen Symptomen plötzlich entstehenden Verschattungen (Abb. 14a und b) sind von recht verschiedenartiger Schattenqualität. Angefangen von den homogenen, fast milchglasartigen Schatten der Radiergummiinfiltrate bis zu den tiefen, wolkigen Zeichnungen

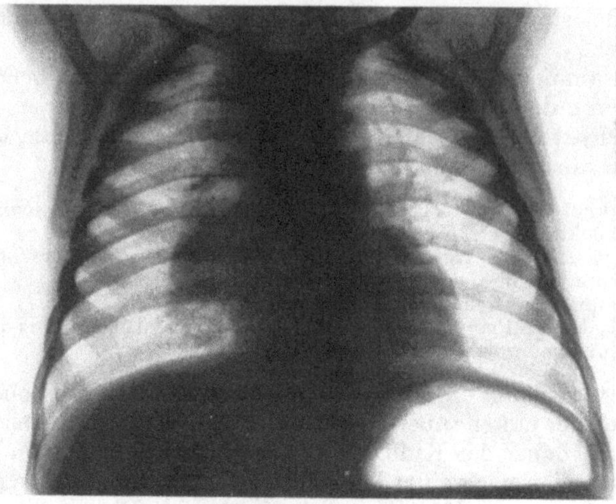

Abb. 14a. Großtumoröse Paratracheal- und Bronchialdrüsentuberkulose bei einem Säugling

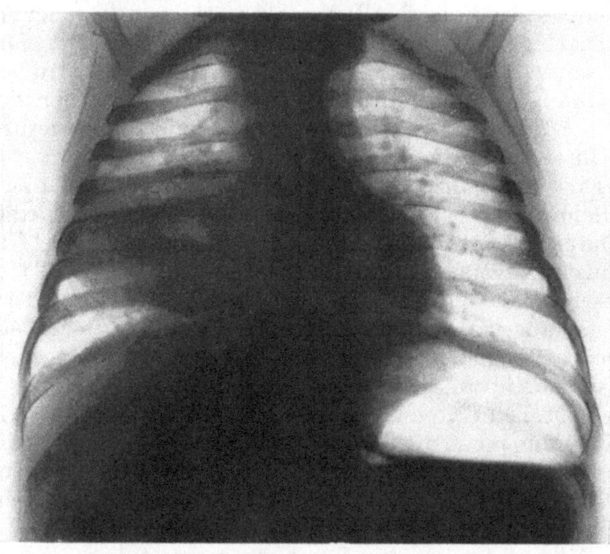

Abb. 14b. Gleicher Fall, 4 Monate später. Bronchialdrüsendurchbruch rechts

käsiger Herde gibt es zahlreiche Übergänge. Häufig werden die neuen Verschattungen in dem Lungenlappen oder Segment beobachtet, in dem vorher der Primärherd lokalisiert war. In manchen Fällen kann man die Diagnose der Perforation durch den Nachweis einer Hiluslymphknotenkaverne sichern. Diese entsteht durch die Entleerung des Lymphknoteninhaltes in den Bronchus und ist am besten mit dem Schichtverfahren nachweisbar. Falls das tuberkulöse Material in den Stammbronchus gelangt ist und dort festliegt, kann bei der Röntgendurchleuchtung das HOLZKNECHT-JAKOBSONsche Phänomen (Wandern des Mediastinums bei tiefer Inspiration nach der Seite der Stenosierung) positiv sein. Es fehlt bei den Stenosen der Lappen- oder Segmentbronchi.

Diagnose: Jeder heftige Reizhusten und Stenosesymptome bei tuberkulösen Kindern müssen den Verdacht auf eine Lymphknotenperforation nahelegen. Oft ist aber die Diagnose nur aus dem plötzlichen Auftreten neuer größerer Verschattungen im sonst bisher ungestörten Verlauf der Primärtuberkulose zu vermuten. Unter diesen Umständen haben zusätzliche diagnostische Methoden wie die *Bronchoskopie* und als weniger eingreifende Untersuchung besonders das Schichtverfahren *(Tomographie)* große Bedeutung. Mittels der Bronchoskopie, die auch schon beim Kleinkind ausgeführt werden kann, lassen sich etwa die Hälfte der überhaupt bei Sektionen nachweisbaren Perforationen feststellen. Diese Zahl ist freilich von dem verwandten Instrumentarium und der Technik abhängig. Wenn nicht eine absolute Indikation wegen Erstickungsgefahr vorliegt, ist die Bronchoskopie jedoch im akuten Stadium und bei fieberhaften Erkrankungen der oberen Luftwege kontraindiziert. Vor der Ausführung der Bronchoskopie ist zur Tomographie zu raten, die aber bei den geringen Bronchusquerschnitten des hauptsächlich betroffenen Kleinkindesalters oft nur unsichere Ergebnisse hat.

Eine Bronchographie mit wasserlöslichen Kontrastmitteln sollte man erst nach dem Abklingen der akuten Erscheinungen bei wieder negativ gewordenem Bazillenbefund erwägen, da sonst bronchogene Streuungen vorkommen können.

Verlauf: Die Voraussage ist abhängig von dem immunologischen Wechselspiel zwischen dem Körper, dem Virulenzgrad und der Menge der eingedrungenen Tuberkelbazillen. Selbst große Infiltrierungen können sich völlig zurückbilden. Eine Defektheilung mit zirrhotischen Indurationsfeldern, Verkalkung kleiner Käseherde, Schrumpfung und Bronchiektasenbildung kommt aber ebenfalls vor.

Therapie: Hier muß man unterscheiden zwischen der Therapie der akuten Stenoseerscheinungen und der chemischen und antibiotischen Nachbehandlung des Grundleidens, der Tuberkulose.

Wenn nach einer wahrscheinlichen Lymphknotenperforation das Holzknecht-Jakobsonsche Phänomen positiv ist, nekrotisches Material also in einem Stammbronchus liegt, ist ebenso wie bei den Symptomen der akuten Erstickung eine *absolute* Indikation zur *Bronchoskopie* gegeben. Die käsigen Massen können dann durch das Bronchoskop entfernt werden (JEUNE). DALY, BROWN, LINCOLN und WILKING schreiten außerdem zur Bronchoskopie, wenn folgende Symptome zu beobachten sind: Dauernd keuchende Atmung, metallisch klingender Husten, anhaltend trokkener Husten bei fehlendem röntgenologischen Lungenbefund, lokalisiertes Emphysem, plötzliche Schattenbildung um einen Primärherd, neue Verschattungen, die durch ihre Form auf eine Verstopfung der Luftzufuhr zu einem Lungenlappen oder -segment hindeuten.

Durch die Bronchoskopie ist auch die lokale Behandlung tuberkulöser Ulzera der Schleimhaut mit Streptomycinlösung möglich; auch kommt die Zerstörung von Granulationsgewebe mittels des Thermokauters in Frage.

Schon bei dem Verdacht auf eine Bronchialfistel oder einen Lymphknotendurchbruch muß man kombiniert antibiotisch und chemisch behandeln. Man will damit die Rückbildung der lokalen Schleimhautprozesse und Fisteln erreichen und Streuungen im distalen Bronchusbereich verhüten. Auch die Bronchoskopie muß unter Streptomycinschutz durchgeführt werden.

Von BRÜGGER wurde eine Zunahme der Erweichungen von Bronchiallymphknoten mit Fistelbildung nach der Behandlung mit Thiosemicarbazon beschrieben. SIMON konnte diese Beobachtung jedoch nicht bestätigen. Auch BOSSERT und PLETTENBERG sahen aber unter PAS und INH eine Häufung von Lymphknotendurchbrüchen. Sie warnen deshalb vor der kritiklosen Anwendung dieser Mittel bei der unkomplizierten Bronchialdrüsentuberkulose.

Die Anlage eines Pneumothorax ist bei einer Tuberkulose der Bronchialschleimhaut wegen der Gefahr der Stenosierung, der bleibenden Atelektasen- und nachfolgenden Bronchiektasenbildung kontraindiziert.

c) Die Atelektase

Bevor auf die bei der Primärtuberkulose zu beobachtenden Atelektasen eingegangen wird, seien zur Einführung die Aufzweigungen des Bronchialbaumes mit den zugehörigen anatomischen Lungensegmenten dargestellt.

Das *Bronchialsystem*

Durch die Aufzweigungen des Bronchialbaumes werden die einzelnen Lungenlappen (rechts: Ober-, Mittel- und Unterlappen; links: Ober- und Unterlappen) in weitere, kleinere Baueinheiten unterteilt: die sog. *Lungensegmente*. Zur schnelleren Verständigung und zur besseren Lokalisation pathologischer Prozesse wurde von dem Internationalen Otolaryngologen-Kongreß 1949 in London eine einheitliche Nomenklatur und Numerierung für diese Segmente vorgeschlagen, die auch im folgenden angewandt werden soll (Abb. 15a und 15b).

Die Trachea teilt sich auf der Höhe des 5. Brustwirbels in den rechten und linken Hauptbronchus.

Rechte Lunge: Vom rechten Hauptbronchus zweigt der rechte Oberlappenbronchus nach oben ab. Er teilt sich in 3 Äste, den apikalen (Nr. 1), den dorsalen (Nr. 2) und den pektoralen (Nr. 3) Segmentbronchus. Weiter distal entspringt von dem rechten Stammbronchus der Mittel-

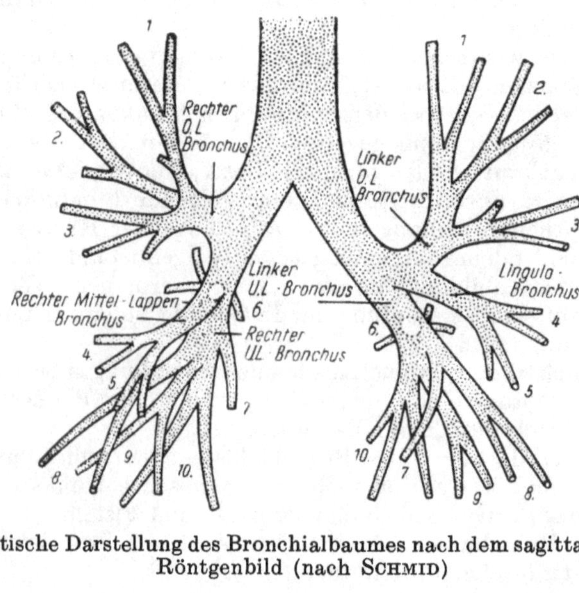

Abb. 15a. Schematische Darstellung des Bronchialbaumes nach dem sagittalen (dorsoventralen) Röntgenbild (nach SCHMID)

lappenbronchus und teilt sich in den lateralen (Nr. 4) und den medialen (Nr. 5) Segmentbronchus auf. Der rechte Stammbronchus geht schließlich in den rechten Unterlappenbronchus über, der sich in weitere 5 Segmentbronchi aufzweigt. Nach dorsal entspringt zuerst der apikale Segmentbronchus (Nr. 6) des Unterlappens. Es folgt der nach medial verlaufende kardiale Segmentbronchus (Nr. 7), dann die Aufteilung in die antero- (Nr. 8), latero- (Nr. 9) und posterobasalen (Nr. 10) Segmentbronchi.

Linke Lunge: Der linke Hauptbronchus gibt einen starken Oberlappenbronchus ab, der sich sofort in 2 Äste aufteilt. Der obere Ast gabelt sich in den apikalen (Nr. 1), dorsalen (Nr. 2) und pektoralen (Nr. 3) Segmentbronchus auf. Der untere Ast des linken Oberlappenbronchus, der auch als Lingulabronchus bezeichnet wird und dem rechten Mittellappenbronchus entspricht, teilt sich ebenfalls und mündet in einen superior-lingularen (Nr. 4) und inferior-lingularen (Nr. 5) Segmentbronchus. Vom linken Unterlappenbronchus zweigt zuerst der apikale Segmentbronchus (Nr. 6) ab, ein kardialer Segmentbronchus (Nr. 7) fehlt, im Gegensatz zu den Verhältnissen im rechten Unterlappen, auf der linken Seite häufig. Weiter distal geht der Unterlappenbronchus schließlich wieder in die antero- (Nr. 8), latero- (Nr. 9) und posterobasalen (Nr. 10) Segmentbronchi über.

Aus Gründen der Einheitlichkeit wird der auf der linken Seite oft fehlende kardiale Segmentbronchus (Nr. 7) bei der Numerierung ausgelassen, so daß die Zahlen für die einzelnen Segmente auf beiden Seiten gleich bleiben. Auch sonst sind anatomische Variationen im Aufzweigungssystem der Bronchien nicht selten.

Klinische, radiologische, operative und autoptische Erfahrungen haben gezeigt, daß Lungenerkrankungen sich in ihrem Beginn oft auf bestimmte Lungensegmente beschränken. Das gilt vor allem für die Atelektasen, dann aber auch für Pneumonien, Abszesse und Bronchiektasen. Erst durch die Kenntnis der typischen Schattenbilder der Segmentatelektasen und Segmenterkrankungen kann der Röntgenologe – besonders auch mittels der Röntgendurchleuchtung – pathologische Prozesse exakt lokalisieren.

Pathologische Anatomie: Rössle, welcher an Hand von 6 Obduktionsbefunden die Beteiligung von Resorptionsatelektasen an der Entstehung epituberkulöser Verschattungen aufzeigen konnte, unterschied – je nachdem ob entzündliche Reaktionen im atelektatischen Bezirk vorhanden waren oder nicht – zwischen „reinen" und „unreinen" Formen der Atelektase. Hier soll nur die „reine" Atelektase besprochen

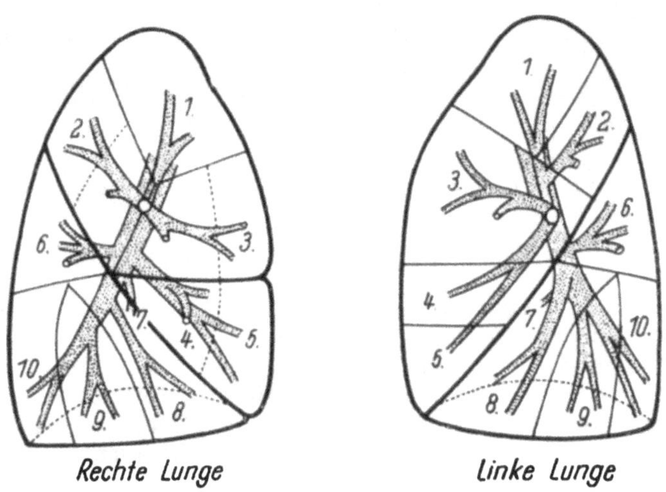

Abb. 15b. Schematische Darstellung des Bronchialbaumes nach dem queren (dextro-sinistralen und sinistro-dextralen) Röntgenbild (nach Schmid)

werden. Auf die häufigeren „unreinen" Formen mit ihrer Kombination spezifischer und unspezifischer Entzündungsherde im atelektatischen Gebiet wird bei den sog. Mischformen (S. 50) noch einzugehen sein.

Nach ihrer Genese kann man die Atelektasen wie folgt einteilen:

I. Die anatomischen Lungenlappen oder Bronchialsegmenten entsprechenden Atelektasen:

a) Kompressionsatelektasen, z.B. durch tuberkulöse Lymphknoten hervorgerufen;

b) Obstruktionsatelektasen, z.B. nach einer Lymphknotenperforation. Durch Resorption der Luft wird in dem abgesperrten Gebiet das Lungengewebe luftleer;

c) Kontraktionsatelektasen (ALEXANDER). Hierbei soll eine nervale Irritation nach primären, spezifischen Schleimhautveränderungen zur Atelektase führen. Diese mehr funktionelle Genese scheint auch bei den mechanisch bedingten Atelektasen (a und b) häufig mitbeteiligt zu sein.

II. Nicht in anatomische Segmente einzuordnende Atelektasen:

Vaskulär-metamere Kontraktionsatelektasen. Diese sollen über die die Lunge metamer innervierenden vegetativen Nervenfasern zustande kommen. Sie haben für die kindliche Tuberkulose keine große Bedeutung und sind meist in den Unterlappen als „basale plattenförmige Atelektasen" (FLEISCHNER) lokalisiert (Abb. 16a und b). Die bei sagittalem Strahlengang streifenförmigen Verschattungen verlaufen parallel zum Zwerchfell. Vorhergehende Unter-

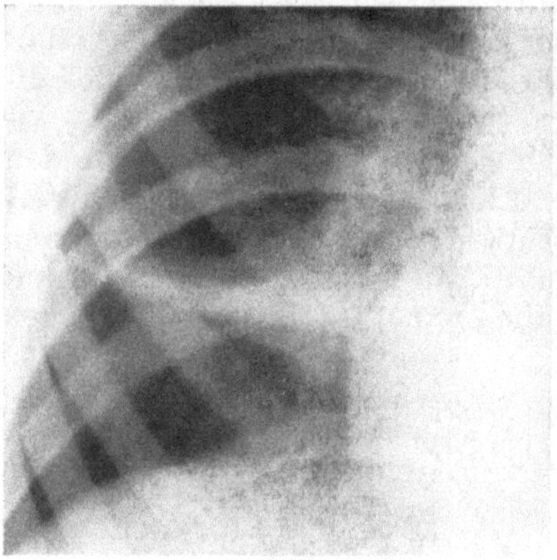

Abb. 16a

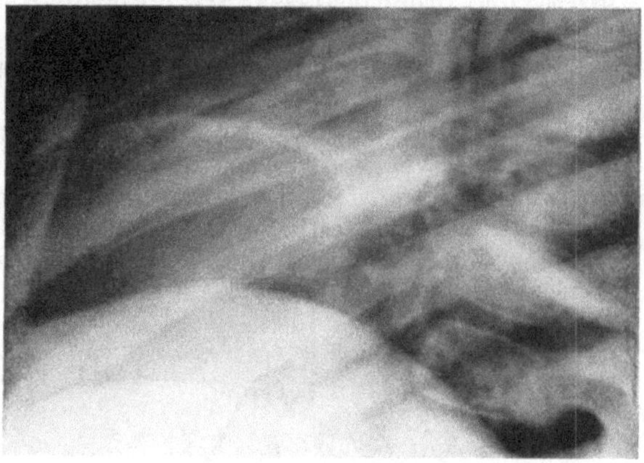

Abb. 16b

Abb. 16a. Plattenatelektase im rechten Unterfeld. Querer Strahlengang
Abb. 16b. Plattenatelektase im rechten Unterfeld. Sagittaler Strahlengang

lappenerkrankungen und Funktionsstörungen des Zwerchfells spielen in ihrer Genese eine wichtige Rolle.

Symptome: Im Gegensatz zu den ausgedehnten Röntgenbefunden ist man bei den Atelektasen immer wieder über die mageren klinischen Befunde überrascht. Viele Kinder werden damit noch in die Sprechstunde gebracht. Nur selten besteht Atemnot oder stärkerer Husten. Geringe Allgemeinerscheinungen mit initialem Fieber können vorhanden sein, aber auch ganz fehlen. Viele Kinder fühlen sich nicht krank, so daß manchmal eine aus anderen Gründen vorgenommene Röntgenuntersuchung zufällig eine Atelektase aufdeckt.

Bei größerer Ausdehnung des Prozesses findet man ein Nachschleppen der betreffenden Thoraxseite bei der Atmung und eine Einengung der Zwischenrippenräume und außerdem eine leichte Dämpfung mit aufgehobenem Atemgeräusch über diesem Bezirk.

Dyspnoe und Zyanose sind selten, ebenso subjektive Symptome, wie Brustschmerzen. Kleinere, nur ein Segment erfassende Atelektasen können klinisch völlig unbemerkt bleiben.

Röntgenbefund: Das radiologische Kennzeichen der Atelektase ist die homogene, milchglasartige Verschattung, die sich zur Peripherie hin aufhellt (Abb. 17a und b).

Häufig hat die Atelektase entsprechend dem Aufteilungsgebiet des zuführenden Bronchus keil- oder kegelförmige Gestalt. Sie kann plötzlich voll ausgeprägt vorhanden sein, kann schnell wieder verschwinden oder auch über Monate sichtbar bleiben. Anfangs bemerkt man häufig eine Volumenverminderung des betroffenen Segmentes, die aber durch Flüssigkeitsansammlung (Transsudat) oder mehr noch durch Entzündungen (Exsudat) in dem atelektatischen Bezirk schnell wieder ausgeglichen werden kann. In diesem Falle nimmt im Röntgenbild die Schattenintensität noch zu. Die Folgen der starken Volumenverminderung im atelektatischen Bezirk sind Verschmälerung der Interkostalräume, Zwerchfellhochstand und ein kompensatorisches Emphysem des benachbarten Lungengewebes. Bei Lappenatelektasen

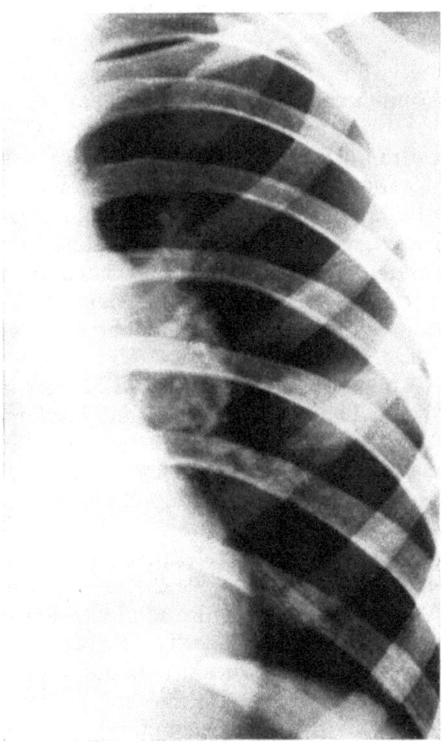

Abb. 17a

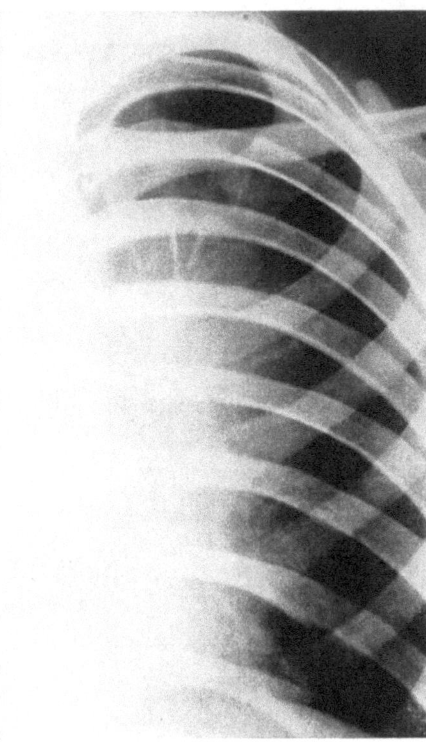

Abb. 17b

Abb. 17a. Großtumoröse Bronchialdrüsentuberkulose links mit Primärherd im Gebiet der Lingula. Abb. 17b. Gleicher Fall. Plötzlich aufgetretene Atelektase des linken Oberlappens mit Ausfüllung der Lungenspitze durch den linken Unterlappen

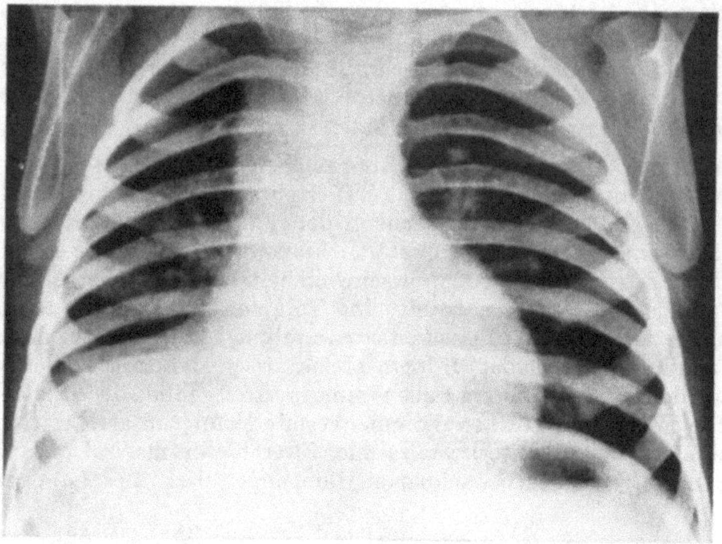

Abb. 18a. Atelektase des rechten Unter- und Mittellappens

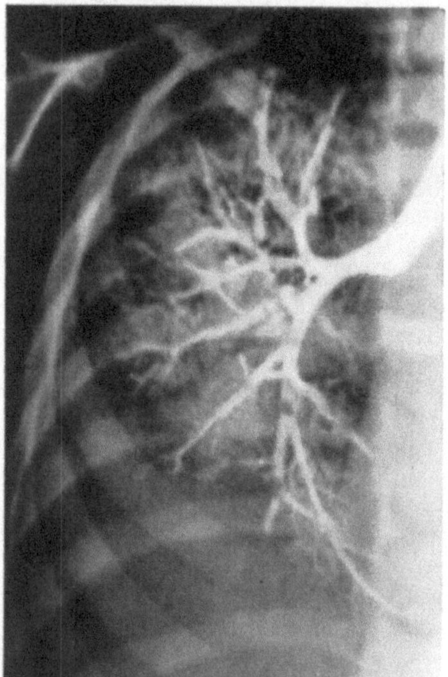

Abb. 18b. Gleicher Fall wie Abb. 18a. Bronchographische Darstellung des Stops im rechten Hauptbronchus. Der dorsale (Nr. 2) und pektorale (Nr. 3) Segmentbronchus ist kompensatorisch nach unten gezogen.

können die restlichen Lungenlappen stellvertretend den freigewordenen Thoraxraum ausfüllen (Abb. 18a und b).

Durch größere Atelektasen werden Herz und Mediastinum auf die kranke Seite gezogen; das Holzknecht-Jakobsonsche Phänomen (Mediastinalwandern nach der Seite der Atelektase bei tiefer Inspiration) ist bei der Röntgendurchleuchtung positiv (Abb. 19a und b).

Segmentatelektasen sind bei der kindlichen Tuberkulose wesentlich häufiger als Verschattungen ganzer Lungenlappen, was für die Beteiligung auch der intrapulmonalen Lymphknoten am Tuberkuloseablauf spricht.

Die Segmentatelektasen der Lunge geben bei sagittalem Strahlengang typische Verschattungsbilder. Aus diesen kann der Erfahrene bei gleichzeitiger Röntgendurchleuchtung oder zusammen mit einer seitlichen Röntgenaufnahme sofort den Sitz der Atelektase diagnostizieren. Diese charakteristischen Schattenformen hat Cocchi in einem übersichtlichen Schema zusammengefaßt (Abb. 20).

Bei einem unvollständigen Bronchus-

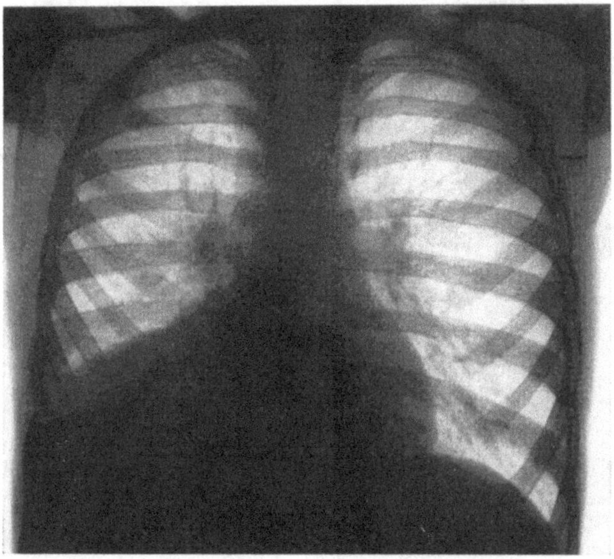

Abb. 19a. Atelektase des rechten Unterlappens

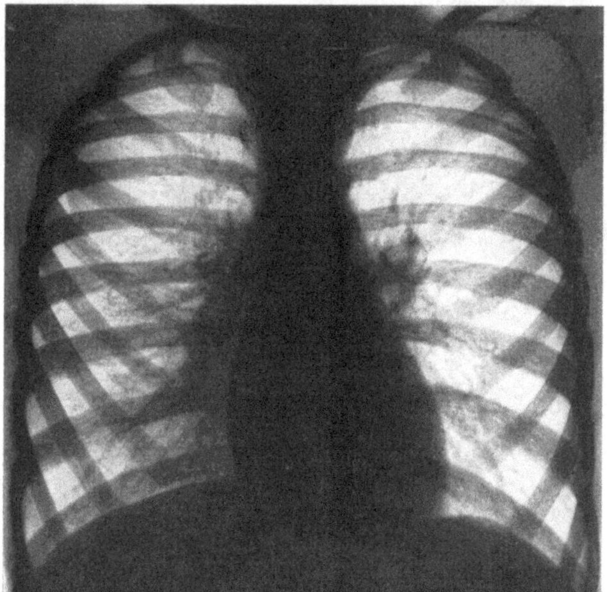

Abb. 19b. Gleicher Fall wie Abb. 19a. Die Atelektase ist nach 2 Tagen wieder gelöst

verschluß (Ventilbronchostenose) entsteht durch die größere Kraft der Inspiration gegenüber der Exspiration und die Erweiterung des Bronchiallumens unter der Ein-

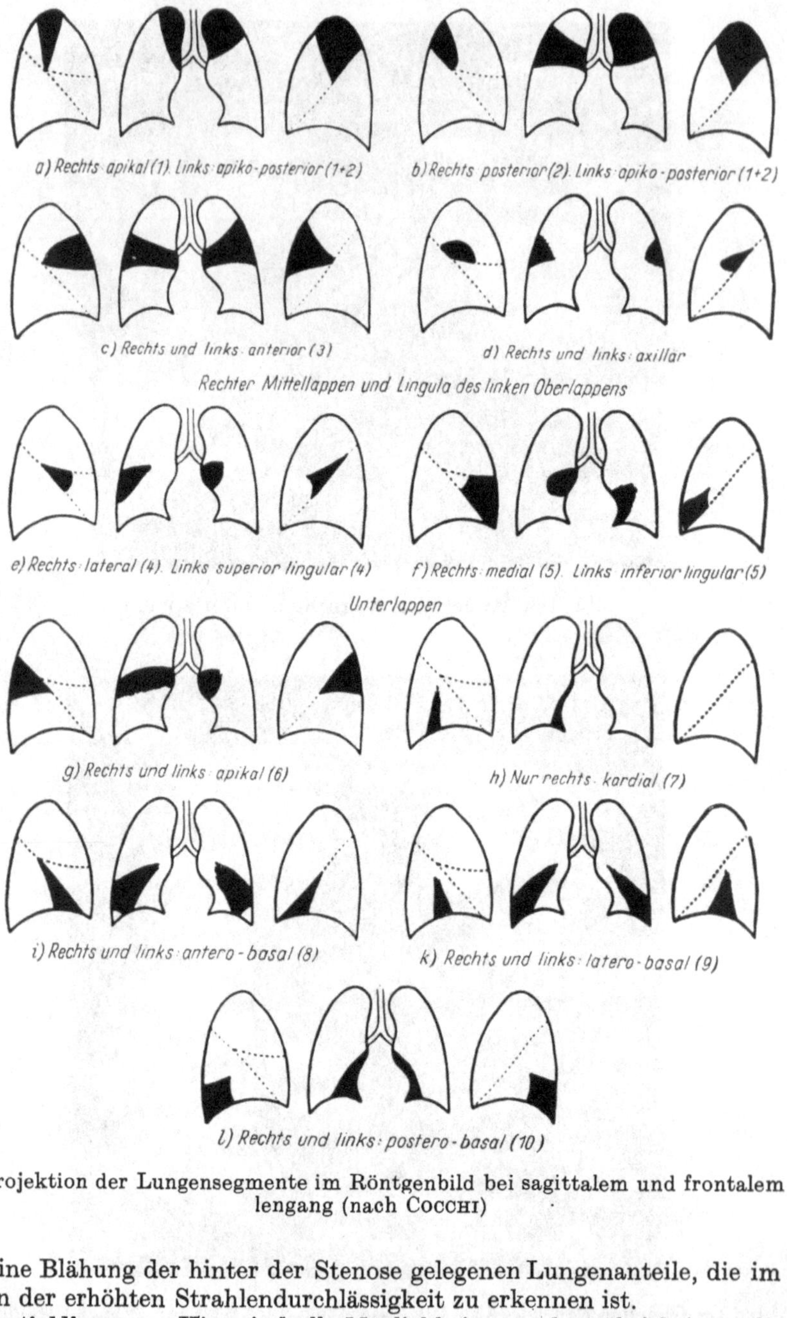

Abb. 20. Projektion der Lungensegmente im Röntgenbild bei sagittalem und frontalem Strahlengang (nach COCCHI)

atmung eine Blähung der hinter der Stenose gelegenen Lungenanteile, die im Röntgenbild an der erhöhten Strahlendurchlässigkeit zu erkennen ist.

Differentialdiagnose: Hier sind alle Möglichkeiten zu berücksichtigen, die durch Kompression oder Obturation zum Bronchusverschluß führen können. Im Kindesalter muß man vor allem an unbemerkt aspirierte Fremdkörper denken, dann an Schleimhautschwellungen und spezifische Schleimhautveränderungen über tuberkulösen Lymphknoten, an Perforationen von Lymphknoten in den Bronchus mit Verstopfung durch tuberkulöses Material, an Kompression der geschädigten Bronchialwand von außen durch vergrößerte Lymphknoten. Zähe Schleimpfropfe und unspezifische Drüsenschwellungen können ebenfalls einen Segmentverschluß zur Folge haben. Maligne Bronchialtumoren kommen bei Kindern nicht vor, benigne Tumoren im Bronchiallumen (Karzinoide) wurden dagegen im Ausgang des Kindesalters als Ursache von Atelektasen beobachtet.

Verlauf: Bei schneller und vollständiger Lösung der Atelektase ist die Prognose gut; die Funktion des Lungengewebes bleibt erhalten.

Löst sich die Atelektase nicht, so folgt auf die zuerst vorhandene Transsudation in die Alveolen infolge pneumonischer und abszedierender Prozesse eine Exsudation mit späterer Fibrose und Schrumpfung des Segmentes. Zugleich mit der Schrumpfung entstehen sekundäre Bronchiektasen.

Therapie: Ist eine Atelektase nach wenigen Wochen noch nicht gelöst, so sollte die Ursache durch eine Bronchoskopie geklärt werden. Von dem Ergebnis dieser Untersuchung hängt dann der weitere Behandlungsplan ab.

Handelt es sich um eine Obturationsatelektase infolge durchgebrochener käsiger Massen, kommt die Ausräumung durch das Bronchoskop in Frage.

Ist die Atelektase durch eine spezifische Schwellung der Bronchialschleimhaut über einem erkrankten Lymphknoten bedingt, so sollte man, ebenso wie bei einer Kompressionsatelektase durch geschwollene Lymphknoten, eine intensive Therapie mit einer Kombination der tuberkulostatischen Mittel versuchen.

d) Die käsige Pneumonie

Wenn auch die „Epituberkulose“ vor allem durch „gutartige, rückbildungsfähige Lungenverschattungen“ (Brügger) charakterisiert ist, so wurde doch seit den Untersuchungen von Eliasberg und Neuland die käsige Pneumonie in alle differentialdiagnostischen Überlegungen einbezogen. Neben den selteneren käsigen Lobärprozessen waren vor allem auch die käsigen Lobulärpneumonien zu berücksichtigen. Als Ausdruck der immunbiologisch bedingten Schutzlosigkeit des Körpers gegenüber dem Vordringen des Tuberkelbazillus und seinen Toxinen ist die käsige Pneumonie somit zu den Komplikationen der Primärtuberkulose zu rechnen. Sie kann entstehen

1. nach dem Einbruch eines erweichten Lymphknotens in einen Bronchus mit massiver bronchogener Streuung und Verkäsung des zugehörigen Lappens oder Segmentes oder
2. durch schnelles Wachstum des Primärherdes, besonders beim Säugling.

Im Beginn läßt sich ein entzündliches, eiweißreiches Ödem der Alveolen mit typischen Exsudatzellen nachweisen. Über das Stadium der gelatinösen Pneumonie und Hepatisation fällt schließlich das Exsudat mitsamt dem dazwischen gelegenen Lungengewebe der Verkäsung und eventuell später der Erweichung anheim.

Symptome: Der Allgemeinzustand der Kinder ist auf das schwerste gestört. Meist besteht wochenlang hohes Fieber, Prostration und starker Husten. Über dem erkrankten Lungenbezirk findet man eine deutliche Dämpfung mit Bronchialatmen. Klingende Rasselgeräusche sprechen für eine gleichzeitige Einschmelzung. Das rostfarbene, später eitrige Sputum enthält reichlich Tuberkelbazillen und elastische Fasern. Ein Milztumor kann als Zeichen einer allgemeinen tuberkulösen Infektion vorhanden sein.

Röntgenbefund: Für das Röntgenbild der käsigen Pneumonie sind grobwolkige oder homogene Verschattungen charakteristisch, die wesentlich dichter sind als die der Primär- oder Sekundärinfiltrierungen (Abb. 21).

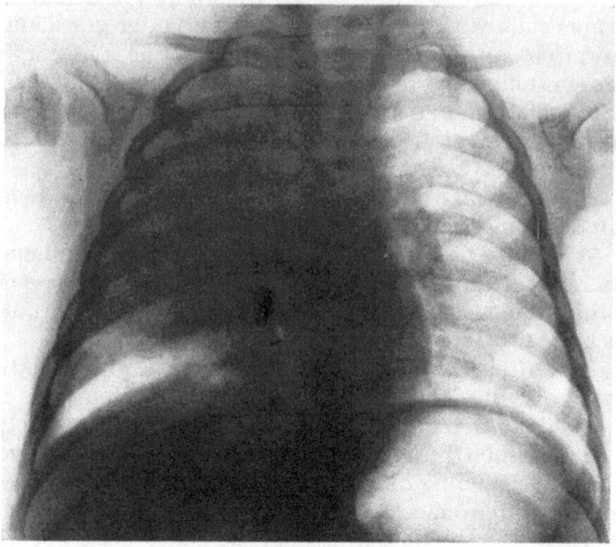

Abb. 21. Käsige Pneumonie

Nicht selten findet sich eine zentrale Aufhellungsfigur als Folge der Einschmelzung und Kavernenbildung. Bei Verdacht auf kleinere, fragliche Einschmelzungsherde ist zur Tomographie zu raten.

Verlauf: Früher war die Prognose der käsigen Pneumonie im Kindesalter fast ohne Ausnahme infaust. Erst in der Ära der antituberkulösen Chemotherapie sind Heilungen möglich geworden. Hierbei handelt es sich allerdings um Defektheilungen mit starker Schrumpfung durch Bindegewebsbildung oder nach operativem Verschluß oder chirurgischer Entfernung der entstandenen Einschmelzungshöhlen.

Therapie: Diese schwerste Verlaufsform der Tuberkulose erfordert unbedingt strenge Bettruhe und eine intensive kombinierte Therapie mit Streptomycin, PAS und INH. Diese muß bei gleichzeitiger Gabe aller drei Mittel sofort eingeleitet werden und ist über Monate bis zu einem Jahr fortzuführen. Es kommt darauf an, den käsigen Prozeß innerhalb seiner Grenzen zu lokalisieren und bronchogene Streuungen in andre Lungenabschnitte zu verhüten. Sind Kavernen entstanden, so kommt nach dem Abklingen des akuten Zustandes die Pneumothoraxbehandlung oder ein chirurgischer Eingriff in Frage.

e) Mischformen (Epituberkulose)

Meist ist bei der Entstehung einer großen Lungenverschattung im Ablauf der Primärtuberkulose nicht nur eine der in den vorhergehenden Abschnitten besprochenen Ursachen beteiligt.

Es finden sich vielmehr gleichzeitig mehrere Formen, dann auch spezifische und unspezifische Vorgänge nebeneinander:

a) Spezifische Veränderungen (geordnet nach der Schwere der Erkrankung):
perifokale Entzündung,
gelatinöse Pneumonie,
Epitheloidzellentuberkel,

multiple kleine Verkäsungen (käsige Lobulärpneumonie),
käsige Lobärpneumonie.
b) Unspezifische Veränderungen:
Entzündungen („Retentionspneumonie" nach R. W. MÜLLER, Leukozytose bis 20000, Linksverschiebung, prompte Wirkung von Sulfonamiden und Antibiotika),
Bindegewebsneubildung mit nachfolgender
Schrumpfung und
Bronchiektasenbildung.
c) Atelektasen.

Die einzelnen pathologischen Substrate können bei den sog. „unreinen" Atelektasen von RÖSSLE auf die verschiedenste Art und Weise miteinander kombiniert sein. Voraussetzung für die Entstehung dieser Mischformen ist meist eine sich langsam entwickelnde Fistelbildung im Beginn einer Lymphknotenperforation. Aus der Fistel entleeren sich über längere Zeit kleinere Schübe von Tuberkelbazillen, die in dem zugehörigen Bronchusgebiet eine hyperergische Entzündung auslösen. Auf die besondere Disposition der hyperergisch reagierenden Kleinkinder zu diesen Erkrankungsformen haben KLINKE und HUTH hingewiesen. Im Gebiet der Bronchusperforation kann gleichzeitig eine Kompressions- oder Obturationsatelektase (Schleimhautödem, spezifisches Granulationsgewebe) entstehen, auch nervale Vorgänge im Sinne von Kontraktionsatelektasen können beteiligt sein.

Diese Mischformen von hyperergischer Entzündung, echten tuberkulösen Prozessen und Atelektase stellen das eigentliche Substrat der „*Epituberkulose*" dar. Auch BOSSERT betont, „daß es sich bei dem Begriff Epituberkulose nicht um etwas Einheitliches handelt, sondern daß käsige Infiltrate, Atelektasen und perifokale Entzündungen ineinander übergehen können". So hat die Bezeichnung Epituberkulose nur noch als Oberbegriff und *vorläufige* Röntgendiagnose ihre Berechtigung (Abb. 22).

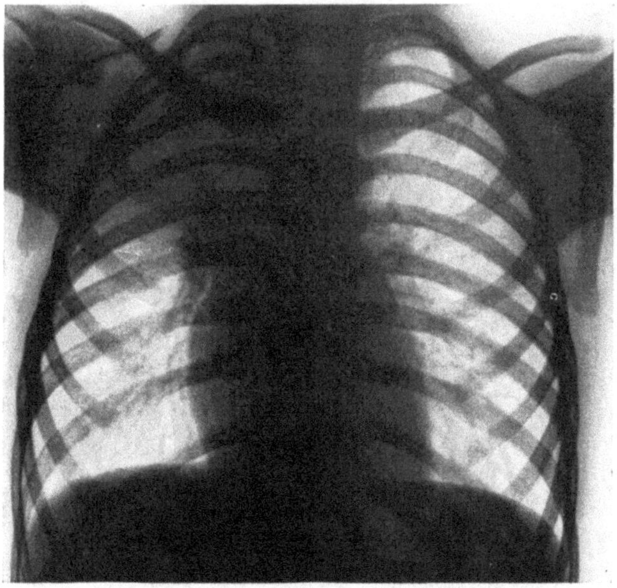

Abb. 22. „Epituberkulose" des rechten Oberlappens. Zeichen der partiellen Atelektase: Lappengrenze hochgezogen, Blähung des rechten Unter- und Mittellappens. Herz und Mediastinum etwas nach rechts und oben verzogen. Rückbildung unter Schrumpfung und Verkalkung

Die endgültige Abklärung der Diagnose und Einordnung muß mit Hilfe der Bronchoskopie, der Tomographie und allen übrigen Mitteln erfolgen (KLEINSCHMIDT).

Die klinischen und röntgenologischen Zeichen dieser Mischformen ergeben sich aus der Kombination der Symptomatologie der vorstehend beschriebenen Komplikationen der Primärtuberkulose.

Verlauf: Da das Kleinkind bevorzugt hyperergisch reagiert und infolge des geringen Tuberkelbazillengehaltes im älteren, tuberkulösen Käse Einschmelzungen selten vorkommen, außerdem die die Atelektase bedingenden Prozesse wieder ausheilen können, bilden sich die großen Verschattungen oft weitgehend zurück.

Als Spätfolgen können bestehen bleiben:

1. Indurationsfelder der Lunge mit Bindegewebsvermehrung und vernarbten Herden;
2. Schrumpfung ganzer Lappen oder Segmente, falls sich die ursprüngliche Atelektase nicht löst (Abb. 23);
3. Bronchiektasen als Folge der Schrumpfung und spezifischer Erkrankung des Bronchus (VEENEKLAAS) (Abb. 24);
4. Kalkherde. Diese tauchen erst im Laufe von Monaten und Jahren aus dem großen Verschattungskomplex auf und entsprechen den früheren Verkäsungsbezirken. Die segmentäre Anordnung, die diese multiplen Kalkschatten früherer käsiger Lobulärpneumonien u. U. haben können (NINNEMANN), sichert noch retrospektiv eine bronchogene Aussaat in einzelne Segmente nach Bronchusperforation eines Lymphknotens (Abb. 25a—c).

Therapie: Für die Mischformen der vorstehend geschilderten Krankheitsbilder ergibt sich ganz von selbst eine Kombination der in den einzelnen Abschnitten besprochenen therapeutischen Maßnahmen. Als Grundlage des Heilplans ist allerdings eine möglichst genaue Diagnose unerläßlich.

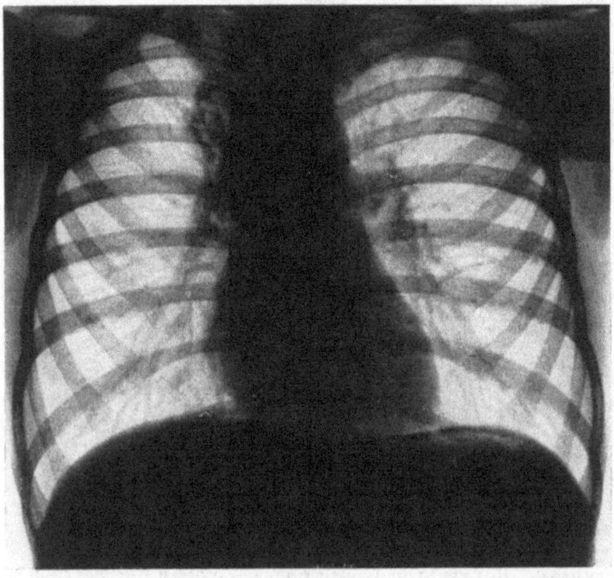

Abb. 23. Partielle Schrumpfung und Induration des rechten Oberlappens

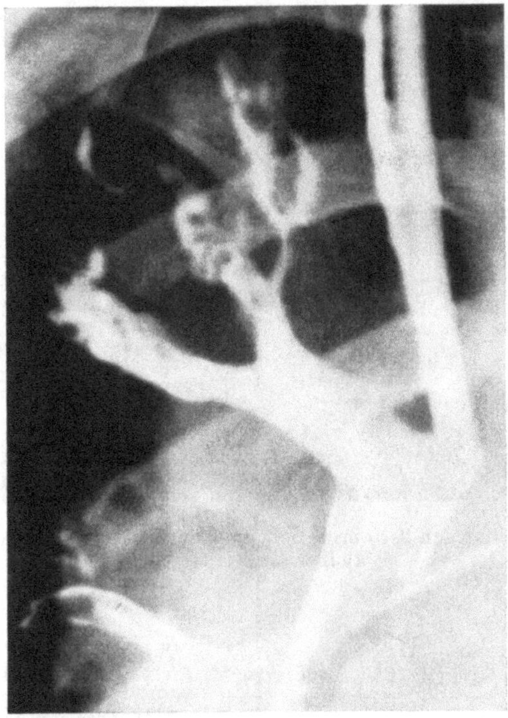

Abb. 24. Sekundäre Bronchiektasen im rechten Oberlappen

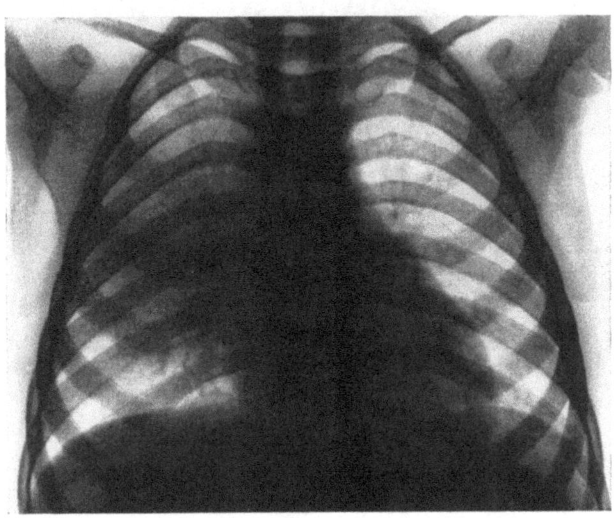

Abb. 25a. „Epituberkulose" (käsige Lobulärpneumonie) bei einem Kleinkind

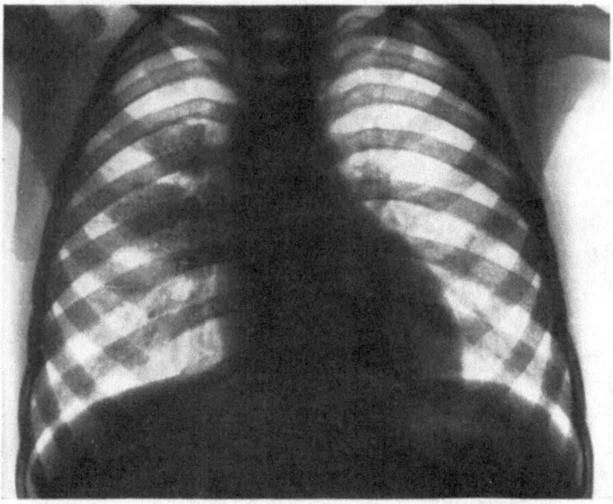

Abb. 25b. Gleicher Fall. Nach 2 Jahren Schrumpfung und netzartige Anordnung multipler kleiner Kalkschatten

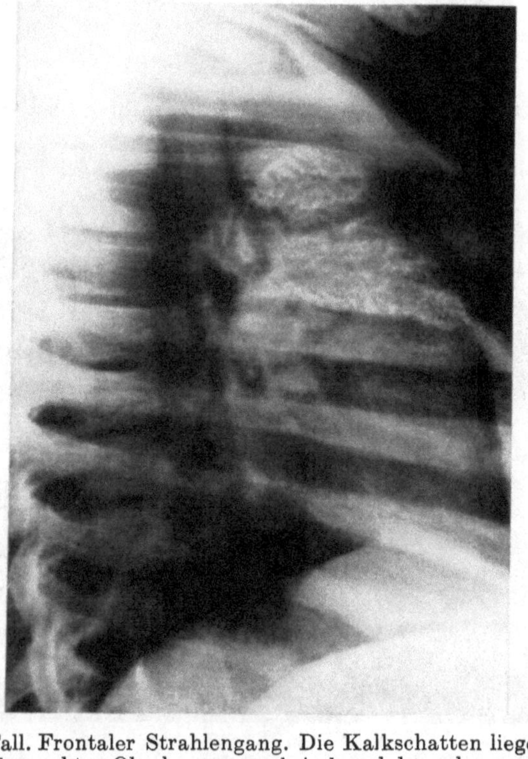

Abb. 25c. Gleicher Fall. Frontaler Strahlengang. Die Kalkschatten liegen im pektoralen oder anterioren Segment des rechten Oberlappens und sind nach bronchogener Streuung entstanden

LITERATUR

Alexander: Atelektasen der Lunge, Tbk.bücherei, Stuttgart 1951.
Bossert und Plettenberg: Dtsch. med. Wschr. 665 (1954).
Bieling und Schwartz: Verh. Dtsch. Path. Ges. 334 (1930).
Brügger: Mschr. Kinderhk. *98*, 123 (1950).
Brügger: Münch. med. Wschr. Nr. 19/20 (1950).
Catel: Lehrbuch der Tuberkulose des Kindes und des Jugendlichen, Stuttgart 1954.
Cocchi: Fortschr. Röntgenstr. *75*, 57 (1951).
Daly, Brown, Lincoln und Wilking: Dis. Chest. *22*, 380 (1952).
Eliasberg und Neuland: Jb. Kinderheilk. *93*, 88 (1920).
Fleischner: Fortschr. Röntgenstr. *53*, 607 (1936).
Görgényi-Göttche und Kassay: Ann. paediatr., Basel 168, 245, 311 (1947).
Huebschmann: Pathologische Anatomie der Tuberkulose, Berlin 1928.
Jeune, Bertoye, Mounier-Kuhn und Beraud: Minerva pediatr., Torino *4*, 950 (1952).
Kleinschmidt: Zschr. ärztl. Fortbild. *16* (1919).
Kleinschmidt: Mschr. Kinderhk. *97*, 273 (1949).
Klinke und Huth: Arch. Kinderhk. *146*, 219 (1953).
Koch, O.: Zschr. Tbk. *76*, 225 (1936).
Konjetzny: Chirurg *20*, 151 (1949).
Müller, R. W.: Beitr. Klin. Tbk. *99*, 195 (1943).
Ninnemann: Mschr. Kinderhk. *93*, 322 (1944).
Radenbach: Beitr. Klin. Tbk. *106*, 539 (1952).
Randerath: Beitr. Klin. Tbk. *79*, 201, 257 (1932).
Redeker: in Simon und Redeker, Praktisches Lehrbuch der Kindertuberkulose, Leipzig 1930.
Rössle: Virchows Arch. path. Anat. *296*, 1 (1935).
Romain: Acta tbc. Belg. *43*, 39 (1952).
Simon: Ärztl. Wschr. 904 (1953).
Schmid: Fortschr. Röntgenstr. *73*, 307, 318 (1950).
Schwartz: Fol. pathol. Tom. I, 1948.
Uehlinger: Beitr. Klin. Tbk. *110*, 128 (1953).
Veeneklaas: Amer. J. Dis. Child. *83*, 271 (1952).

4. Die Pleuritis tuberculosa

Pathologische Anatomie: Die Pleura ist in vielen Fällen tuberkulöser Lungenerkrankungen mitbeteiligt. Man unterscheidet eine *Pleuritis sicca fibrinosa* und eine *Pleuritis exsudativa serosa s. serofibrinosa*. Nach beiden Formen können Verklebungen der Pleurablätter und Schwarten zurückbleiben. Die trockene Pleuritis macht beim Kinde seltener Schmerzen und Reibegeräusche als beim Erwachsenen, kommt aber, wie autoptische Befunde zeigen, über pleuranahen Primärherden häufig vor. Oft bleiben diese trockenen Pleuritiden unbemerkt und erst bei dem Versuch, einen Pneumothorax anzulegen, wird die Verklebung offenbar.

Eine Pleuritis kann sich in jedem Stadium des Tuberkuloseablaufs entwickeln. Man kann die einzelnen Formen deshalb folgendermaßen zusammenstellen:

a) Entwicklung durch Fortleitung von einem subpleural gelegenen Primärherd aus.

b) Hämatogene Entstehung im 2. Stadium nach Ranke. Auf der Pleuraoberfläche finden sich zahlreiche verkäsende Tuberkel.

c) Die Pleuritis entsteht im 3. Stadium Rankes durch das Übergreifen einer Phthise auf die Pleura.

Die Frage, ob eine Pleuritis des Primär- oder Sekundärstadiums vorliegt, ist allerdings klinisch und selbst durch die Autopsie oft nicht zu entscheiden. Deshalb sollen alle Formen hier im Rahmen der Primärtuberkulose besprochen werden.

Auch im Kindesalter muß man primär hinter jeder exsudativen Pleuritis eine Tuberkulose vermuten und diese entweder zu sichern oder auszuschließen suchen. Ausnahmen sind die Formen, bei denen sich ein direkter Zusammenhang mit einer Pneunomie, einer rheumatischen Polyarthritis oder einem Scharlach nachweisen läßt. Beim Erwachsenen darf man in etwa 80% aller Pleuritiden eine tuberkulöse Ursache annehmen (GSELL). Für das Kindesalter läßt sich eine entsprechende Zahl nicht so genau fixieren, da das jeweilige Lebensalter und seine tuberkulöse Durchseuchung eine wichtige Rolle spielt. Im allgemeinen kann man aber sagen, daß im Kleinkindesalter die unspezifische Pleuritis mit nachfolgendem Empyem häufiger ist und Pleuritiden tuberkulöser Natur erst im Schulalter überwiegen. Sie sind an dem Ausfall der Tuberkulinreaktion zu erkennen.

Symptome: Die exsudative Pleuritis setzt meist mit akuten Erscheinungen von seiten der Pleura ein: Reizhusten, Schmerzen bei der Atmung und Beklemmungsgefühl. Gleichzeitig steigt das Fieber bis auf 39° und 40° C an; mitunter sieht man Delirien. Es besteht ein starkes allgemeines Krankheitsgefühl mit Kopfschmerzen, Mattigkeit und einem angstvollen Gesichtsausdruck mit qualvollem Husten. Schon bei der Inspektion kann man eine Erkrankung im Brustkorb vermuten. Die Atmung ist gepreßt, angestrengt und oberflächlich; die erkrankte Seite schleppt bei der Atmung nach. Bei der weiteren Untersuchung erhält man eine Klopfschallverkürzung mit abgeschwächtem Atemgeräusch und herabgesetztem Stimmfremitus. Ein bronchialer Beiklang des Atemgeräusches durch die Kompression der Lunge unter dem Erguß ist jedoch nicht selten. Bei einer mehr fibrinösen Exsudation hört man über einigen Teilen des erkrankten Gebietes im Beginn ohrnahes Reiben, welches auf der Höhe der Einatmung besonders deutlich wird. Mitunter ist dieses Symptom noch besser hörbar, wenn man mit zwei gespreizten Fingern kräftig auf die fragliche Stelle der Thoraxwand drückt und das Höhrrohr zwischen den Fingern aufsetzt. Falls das Exsudat nicht abgekapselt ist, läßt sich bei der Perkussion der seitlichen Brustwand die DAMOISEAU-ELLISsche Linie abgrenzen. Wenn ein großes Exsudat vorhanden ist, kann man beim kindlichen Thorax hinten und neben der Wirbelsäule auf der gesunden Seite besonders leicht das RAUCHFUSSsche Dreieck perkutieren. Sitzt ein großer Erguß im linken Thoraxraum, findet man auch den TRAUBEschen Raum durch eine Dämpfung ausgefüllt.

Meist fällt das Fieber nach einer anfänglichen Kontinua im Laufe von 3 bis 4 Wochen langsam staffelförmig ab, Rezidive kommen aber vor. Im Blutbild findet man häufig eine mäßige Linksverschiebung und Leukozytose. Die BSG ist regelmäßig stark beschleunigt und erreicht oftmals Werte von 100 mm in der ersten Stunde.

Differentialdiagnose: Hier ist zunächst die rheumatische serofibrinöse Pleuritis zu erwähnen, dann das Empyem, welches sich leicht durch die Probepunktion des Pleuraraumes und durch die Leukozytenzahl im peripheren Blut ausschließen läßt. Das Punktat einer exsudativen Pleuritis ist meist von gelblichgrüner Farbe, klar oder leicht getrübt und hat ein spezifisches Gewicht von 1015 bis 1020. Die RIVALTAsche Probe fällt durch den hohen Eiweißgehalt positiv aus. Transsudate infolge einer Herzinsuffizienz sind im Kindesalter selten. Gelenkschmerzen mit prompter Wirkung von Salizylaten und Pyramidon sowie eine bereits bestehende Herzerkrankung sprechen für eine rheumatische Genese.

Röntgenbefund: Je nach der Ausdehnung der Verschattung sieht man die Lunge im Röntgenbild von mehr oder weniger großen Exsudatmengen komprimiert, die den Sinus phrenicocostalis ausfüllen und an der Thoraxwand mantelförmig aufsteigen (Abb. 26).

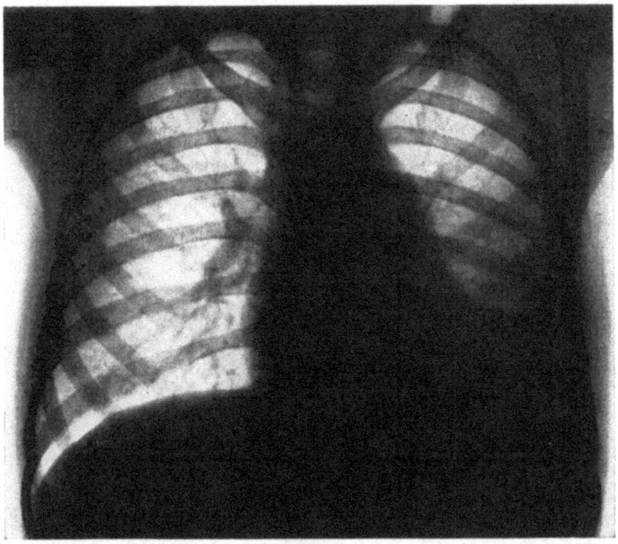

Abb. 26. Linksseitige Pleuritis exsudativa tuberculosa

Durch den Erguß kann das Herz und das Mediastinum stark nach der gesunden Seite verdrängt werden. Falls die Exsudatmenge aber nur klein ist, sieht man lediglich einen schmalen Randschatten parallel zur inneren Thoraxwand verlaufen. Die Unterscheidung zwischen einem serösen, purulenten oder hämorrhagischen Exsudat ist nur durch die Probepunktion möglich.

Unentbehrlich ist die Röntgenuntersuchung für die Diagnose der isolierten interlobären Pleuritiden, die man sonst nur aus den klinischen Symptomen vermuten kann. Im Röntgenbild kann man folgende Lokalisationen unterscheiden:

a) Die Pleuritis interlobaris

Linke Lunge: Pleuritis zwischen dem Ober- und Unterlappen.

Rechte Lunge: 1. Pleuritis in der waagerechten Lappenspalte zwischen dem Ober- und Mittellappen = Kleines Interlobium. 2. Pleuritis im schrägen Spalt zwischen dem Mittel- und Unterlappen = Großes Interlobium.

In Abb. 27 ist der Verlauf dieser Lappenspalten schematisch dargestellt.

Die Interlobärpleuritis der rechten waagerechten Spalte kann man schon im gewöhnlichen sagittalen Strahlengang gut erkennen, da die Lappenspalte von den Röntgenstrahlen tangential getroffen wird. Sie wird häufig durch eine unspezifische oder spezifische Erkrankung der dorsolateralen Lymphknoten im Hilusgebiet ausgelöst, die den Interlobärspalten unmittelbar benachbart liegen. Nach der Ausheilung kann man im rechten Mittelfeld nur noch eine feine waagerechte Schattenlinie erkennen.

Die rechte schräge Spalte dagegen wird bei der normalen Thoraxaufnahme von den Strahlen fast im rechten Winkel getroffen. Unter diesen Umständen kann man eine hier lokalisierte Interlobärpleuritis oder einen interlobären Erguß leicht mit einem zarten Lungeninfiltrat verwechseln (Abb. 28).

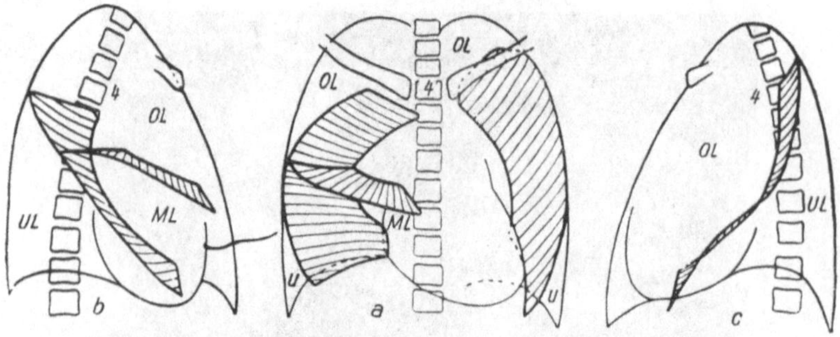

Abb. 27. Die Pleura interlobaris ist schraffiert

a = Ansicht von vorn; *b* = Ansicht der rechten Lunge von der Seite und außen; *c* = Ansicht der linken Lunge von der Seite und außen; *OL*, *ML*, *UL*, *U* = Ober-, Mittel-, Unterlappen; *4* = 4. Brustwirbel. (Nach KOCH und WIECK)

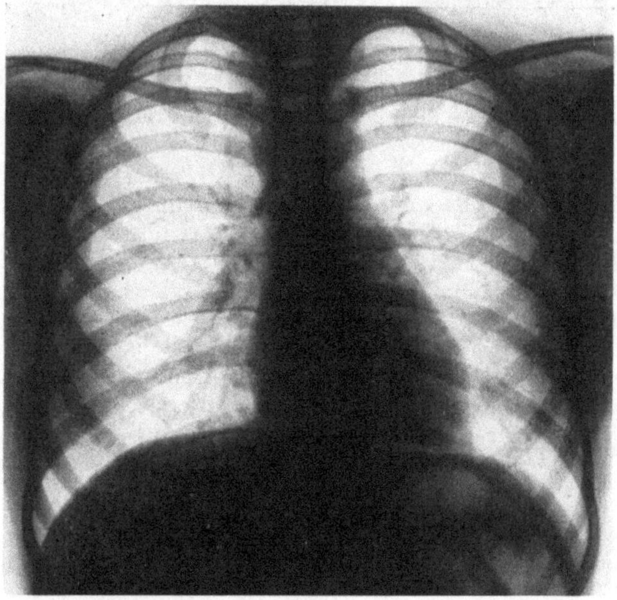

Abb. 28. Interlobärpleuritis im rechten schrägen Interlobium

Die Abgrenzung ist mittels der Frontaldurchleuchtung oder -aufnahme der Lunge möglich. Die Interlobärpleuritis erscheint dann als dichter Schattenstrich zwischen den beiden. Interlobäre Ergüsse und geschrumpfte Atelektasen des Mittellappens kann man in gleicher Weise sichtbar machen (Abb. 29).

Man kann die Diagnose einer Interlobärpleuritis im großen Interlobium aber auch dadurch stellen, daß man den Körper des Kindes bei der Röntgendurchleuchtung in die Kreuzhohlstellung (Abb. 30) bringt. Dann wird die rechte schräge Spalte tangential von den Röntgenstrahlen getroffen und stellt sich als dichter, flügelförmiger Schatten dar (Flügel- oder Fahnenphänomen von FLEISCHNER) (Abb. 31). Differentialdiagnostisch müssen aber bei diesen Bildern noch Atelektasen und Schrumpfungsvorgänge im rechten Mittellappen erwogen werden (ESSER).

Eine interlobäre bzw. mediastino-interlobäre Pleuritis kann auch an der Entstehung eines SLUKAschen Dreieckschattens (Abb. 8a und b) beteiligt sein. Man bezeichnet damit eine homogene Verschattung, die bei sagittalem Strahlengang mit ihrer Basis breit im Hilusgebiet aufsitzt und mit ihrer Spitze nach lateral weist. Die in solchen Fällen stets notwendige seitliche Durchleuchtung oder frontale Röntgenaufnahme zeigt, daß mehrere Faktoren zu derartigen Schattenprojektionen im sagittalen Strahlengang führen können: eine interlobäre Pleuritis, Verschattungen des anterioren Segmentes des Oberlappens oder des apikalen Segmentes im Unterlappen und Verschattungen des Mittellappens.

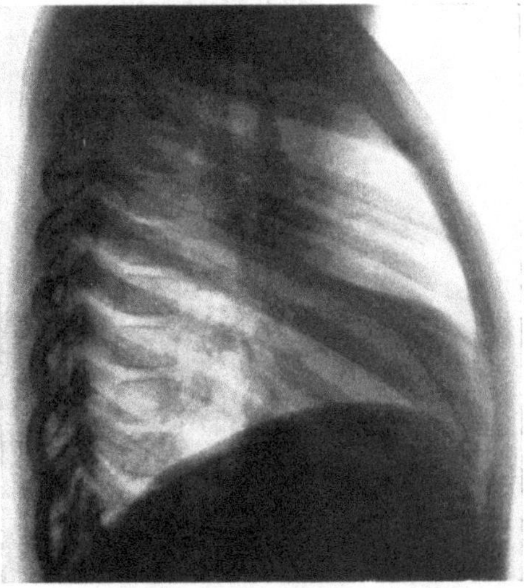

Abb. 29. Geschrumpfte Atelektase des rechten Mittellappens. Der Mittellappen liegt vorn der Pleura costalis noch breit an

b) Die Pleuritis mediastinalis

Entzündungen und Ergüsse können auch zwischen dem pulmonalen und mediastinalen Brustfellblatt lokalisiert sein. Nicht selten sind z. B. kleinere pleuritische Veränderungen in der Umgebung erkrankter Lymphknoten bei der Bronchiallymphknotentuberkulose nachzuweisen.

Je nachdem, ob die Pleuritis unterhalb oder oberhalb des Hilusschattens gelegen ist, spricht man von einer *Pleuritis mediastinalis inferior* oder *superior*. In gleicher Weise unterscheidet man je nach der Lage zum Ligamentum hilare *anteriore* und *posteriore* Entzündungen oder Ergüsse.

Die röntgenologischen Schattenbilder dieser Pleuritiden sind in den folgenden schematischen Abbildungen nach GEFFERTH zusammengefaßt (Abb. 32).

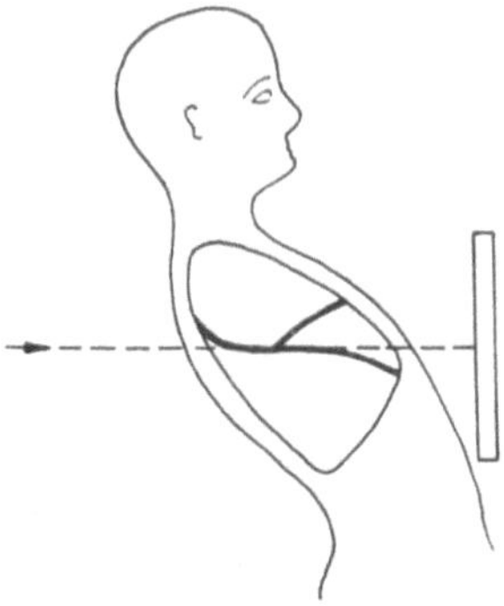

Abb. 30. Schematische Darstellung des Strahlenganges in Kreuzhohlstellung zur Erkennung von interlobären Prozessen

Das Röntgenbild der Pleuritis mediastinalis anterior inferior kann auf der rechten Seite durch eine geschrumpfte Atelektase des rechten Unterlappens oder des posterobasalen Segmentes vorgetäuscht werden. Beiden Zuständen ist der breit dem Zwerchfell aufsitzende, den Herz-Zwerchfell-Winkel ausfüllende Dreieckschatten eigen. Für die Pleuritis mediastinalis posterior superior dextra kommt der harmlose Lobus venae azygos differentialdiagnostisch in Frage. Ähnliche Bilder können aber auch durch das geschrumpfte apikale Segment des rechten Oberlappens vorgetäuscht werden. Eine sichere Diagnose ist dann nur mittels der Bronchographie möglich.

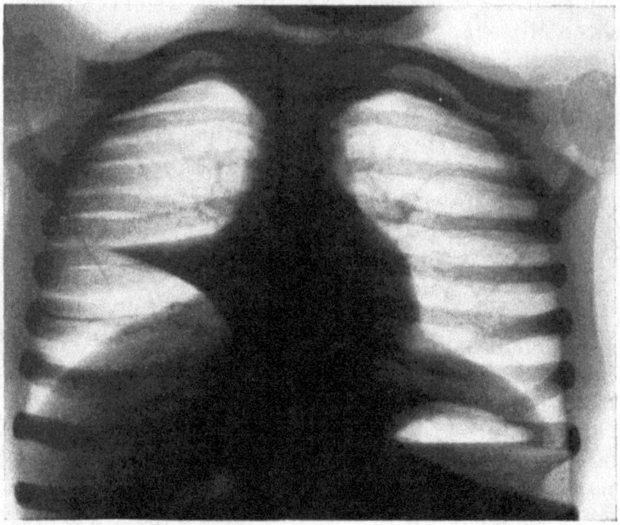

Abb. 31. Kreuzhohlstellung nach FLEISCHNER, Flügelphänomen

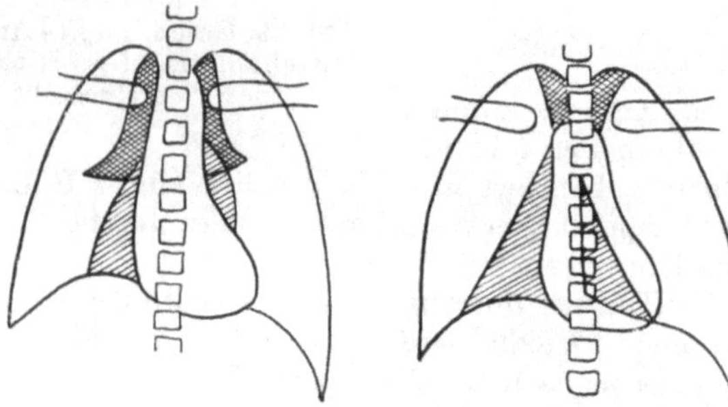

Abb. 32. a) Schematische Darstellung sämtlicher Formen der Pleuritis med. ant. nach GEFFERTH. b) Formen der Pleuritis med. post. nach NOBÉCOURT und BABONNEIX (GEFFERTH)

c) Die Pleuritis diaphragmatica

Diese Form kann isoliert auftreten, ist aber auch bei jeder stärkeren Pleuritis exsudativa phrenico-costalis vorhanden, wenn es zur Abhebung der Lungenbasis vom Zwerchfell kommt. Als Restzustand bleibt mitunter eine zipflige Ausziehung und verminderte Beweglichkeit des Zwerchfells zurück.

Verlauf: Die Prognose der Pleuritis exsudativa ist im Kindesalter im allgemeinen gut, wobei allerdings die Vorhersage stark von einer eventuell gleichzeitigen anderen tuberkulösen Erkrankung und Streuung abhängig ist. Man muß nach einem tuberkulösen Lymphknoten- oder Lungenherd suchen, sobald die Rückbildung des Exsudates die Beurteilung der Lunge erlaubt.

Nach einer überstandenen Pleuritis sind im Röntgenbild noch lange Zeit feine Schwarten sichtbar, die sich an der Innenseite des Thoraxwandschattens als feine

Begleitlinie abzeichnen. Für die Diagnose kann man aber diesen nur wenige Millimeter breiten Begleitschatten nur in der unteren Thoraxhälfte verwerten, im oberen Anteil ist er auch normalerweise zu sehen.

Zurückbleibende Pleuraverkalkungen sind im Kindesalter selten, am häufigsten findet man sie noch bei der Primärpleuritis.

Alle Kinder, die eine Pleuritis tuberculosa exsudativa ohne Lungenherde überstanden haben, müssen trotzdem in regelmäßigen Abständen (zuerst viertel-, später halbjährlich) nachuntersucht werden, da die Pleuritis bei einem nicht sichtbaren Primärkomplex das erste klinische Zeichen einer beginnenden Tuberkulosekrankheit oder einer Streuung sein kann.

Therapie: Falls die Diagnose durch eine Probepunktion gesichert ist und ein Empyem ausgeschlossen wurde, sollte man eine exsudative Pleuritis nicht weiter punktieren, sondern die Behandlung zunächst konservativ leiten. Nur in seltenen Fällen sind durch die Verdrängung des Herzens und des Mediastinums Entlastungspunktionen großer Ergüsse wegen der Atemnot und Kreislaufbelastung notwendig. Die konservative Therapie besteht aus strenger Bettruhe und Gaben von Pyramidon und anderen Antipyretica. Wenn sich große Ergüsse auch nach Wochen nicht verkleinern, läßt sich die Resorption mitunter durch mehrere kleine Punktionen beschleunigen.

Bei kleineren Kindern kann man weiterhin von Beginn an eine kombinierte Therapie mit Streptomycin und INH versuchen. INH diffundiert nach peroraler Gabe gut in den Pleuraraum; das Streptomycin kann man nach dem Vorgehen von Catel und Misgeld in zweitägigen Intervallen in den Pleuraraum injizieren (0,3 bis 0,5 g Streptomycin in 2 ccm physiologischer Kochsalzlösung gelöst). Von Gerzanits wurden auch intrapleurale INH-Injektionen empfohlen. Man erreicht damit in manchen Fällen eine verkürzte Resorptionszeit des Exsudates und schnellere Entfieberung; eine Beeinflussung kann bei dem unberechenbaren Verlauf der Pleuritis exsudativa aber auch ausbleiben.

LITERATUR

Catel: Lehrbuch der Tuberkulose des Kindes und des Jugendlichen, Stuttgart 1954, S. 443.
Esser: Tbk.arzt *6*, 259 (1952).
Gefferth: Mschr. Kinderhk. *86*, 264 (1941).
Gerzanits: Tbk.arzt *8*, 15 (1954).
Gsell: Beitr. Klin. Tbk. *75*, 701 (1930).
Koch und Wieck: Anatomische Analyse des Röntgenbildschattens des Herzens und der Interlobärspalten der Lunge, Jena 1930.
Misgeld: Med. Welt 808 (1951).

ANHANG

Die Säuglingstuberkulose

Die Komplikationen der tuberkulösen Primärinfektion sind im Säuglings- und frühen Kleinkindesalter besonders schwerwiegend. Durch die Neigung der Säuglinge zu schweren Verlaufsformen und frühen Generalisationen ergeben sich erhebliche klinische Unterschiede gegenüber den späteren Lebensabschnitten, so daß eine gesonderte Betrachtung gerechtfertigt erscheint.

In den ersten Lebensmonaten werden die Kinder fast immer durch eine Tröpfcheninfektion angesteckt. Der enterale Infektionsweg spielt praktisch keine Rolle, da die Säuglinge meist mit abgekochter Milch ernährt werden. Erst im Kleinkindesalter werden die Fütterungsinfektionen häufiger. Im Vergleich zum Erwachsenen nahmen alle Säuglingstuberkulosen ohne Behandlung einen akuten Verlauf; die tödliche Erkrankung war oft auf wenige Wochen oder Monate zusammengedrängt. Eigentliche Organtuberkulosen, z. B. eine Nierentuberkulose, fehlen in diesem Lebensabschnitt völlig. Nach rein klinischen Gesichtspunkten läßt sich die Tuberkulose des Säuglingsalters etwa in folgende Formen unterteilen:

a) Die chronische viszerale Lymphknotentuberkulose

Dieses Krankheitsbild kann leicht mit einer einfachen, alimentär bedingten Atrophie oder Dystrophie verwechselt werden.

Trotz ausreichender und richtiger Ernährung nehmen die Säuglinge ständig an Gewicht ab. Fieberperioden können mit längeren fieberfreien Intervallen abwechseln. Als Hinweissymptom kann mitunter ein bitonaler Husten und Stridor wichtig sein. Die Milz ist manchmal zu tasten.

In derartigen Fällen darf man sich nicht mit der Diagnose „Dystrophie oder Atrophie bei rezidivierenden Infekten der oberen Luftwege" zufrieden geben, sondern muß bei jeder Dystrophie im Säuglingsalter den Ausfall der Tuberkulinreaktionen prüfen.

Die Röntgenaufnahme des Thorax zeigt oft große, mehr oder weniger gut begrenzte Lymphknotenschatten im Mediastinum und Hilusgebiet, die im Vergleich zu den kleinen Abmessungen des Säuglingsbrustkorbes gewaltige Ausdehnung erreichen können (Abb. 14a). Außer den im Hilusgebiet gelegenen Lymphknoten sind meist auch die paratrachealen Drüsen verkäst und angeschwollen (Differentialdiagnose: Thymushyperplasie). Auch die supraklavikularen Knoten und Halsdrüsen, dann die Retroperitoneal- und Mesenterialdrüsen können nach hämatogener Streuung an dem tuberkulösen Prozeß beteiligt sein. Der in der Lunge gelegene Primärherd ist in diesem Stadium meist schon nicht mehr nachweisbar.

b) Die käsige Pneumonie

Die Verkäsung größerer Lungenbezirke kann durch Hineinwachsen des tuberkulösen Primärherdes in die Umgebung entstehen. Dabei kann der jeweilige Lungenlappen völlig verkäsen. Manchmal läßt sich als Ursache auch der Durchbruch eines verkästen Lymphknotens mit anschließender bronchogener Streuung nachweisen. Im Röntgenbild findet man bei der käsigen Pneumonie ausgedehnte Verschattungen, die wesentlich dichter sind als die der Primär- oder Sekundärinfiltrierungen. Vor der antibiotischen Therapie erstreckte sich der Verlauf kaum über 3 bis 5 Monate, die Prognose war stets infaust.

c) Die Primärkaverne (Primärherdphthise)

Schmilzt die aus der Erstinfektion entstandene käsige Pneumonie ein, so kann schon frühzeitig eine Kaverne (Abb. 33) sichtbar werden.

Vor der antibiotischen Ära war die Prognose dieser Erkrankung infaust, nur selten wurden Heilungen beobachtet.

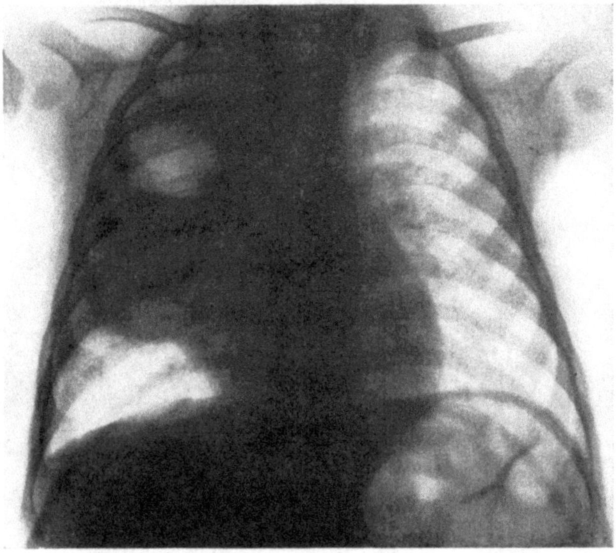

Abb. 33. Primärkaverne beim Säugling

d) Die Frühgeneralisation (Miliartuberkulose)

Eine hämatogene Streuung kann sofort aus dem Primärherd heraus erfolgen oder zu jeder Zeit die beschriebenen Formen der Säuglingstuberkulose komplizieren. Mitunter verbirgt sich die Streuung bei Säuglingen hinter dem Bilde einer akuten, fieberhaften Allgemeinerkrankung, die sich bei noch gesund und blühend aussehenden Kindern entwickelt. Oft werden aber die erkrankten Kinder schon vorher zunehmend blasser und hinfälliger. Ohne nachweisbare akute Infektionen fiebern sie längere Zeit, schließlich fällt das Ansteigen der Atemfrequenz auf. Heftiger Husten führt mitunter zur Krankenhauseinweisung als Keuchhusten. Ein tastbarer Milz- und Lebertumor ist bei Säuglingen häufig. Die Diagnose wird schließlich durch das Röntgenbild der Lunge gesichert, in dem die zahlreichen feinen Herde der miliaren Aussaat sichtbar werden (Abb. 34). Bei der Deutung des Röntgenbefundes muß man aber auch schon beim Säugling berücksichtigen, daß ähnliche Bilder durch miliare Bronchopneumonien nichttuberkulöser Natur entstehen können. Das Ergebnis der Tuberkulinproben muß also zur endgültigen Diagnosestellung bekannt sein.

Zusammengefaßt ergeben sich folgende Besonderheiten für den Verlauf der Tuberkulose im Säuglingsalter:

a) die Gefahr der frühen und plötzlichen Generalisation,
b) die Neigung zur ausgedehnten Verkäsung der Lymphknoten,
c) das oft noch blühende Aussehen der Säuglinge, das über schwere tuberkulöse Prozesse hinwegtäuschen kann.

Therapie: Seit der Einführung der kombinierten Chemotherapie sind beim Säugling Rückbildungen von Primärkavernen und Primärherdphthisen beschrieben worden (KLEINSCHMIDT, ZOELCH), und selbst Kinder mit angeborener Tuberkulose blieben am Leben. Nach ZOELCH sollte man im ersten Lebenshalbjahr grundsätzlich Streptomycin und INH kombiniert geben. In relativ gutartigen Fällen genügt auch nur

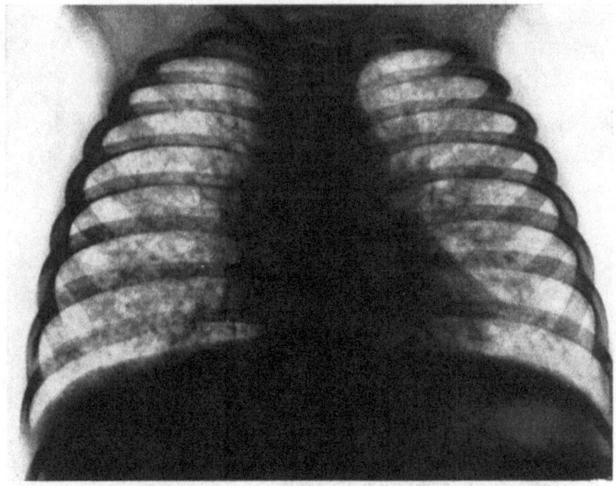

Abb. 34. Miliartuberkulose der Lungen beim Säugling

INH zur Verhütung einer Frühgeneralisation. Andere Autoren wie KLEINSCHMIDT und OPITZ verordnen bei der Primärtuberkulose während der ersten beiden Lebensjahre eine prophylaktische Behandlung mit INH und PAS. Diese Mittel werden zusammen während der ersten 6 Monate nach der Infektion gegeben (nach je 4 Wochen 14 Tage Pause).

LITERATUR

KLEINSCHMIDT: Beitr. Klin. Tbk. *111*, 151 (1954).
OPITZ: Tbk.arzt *9*, 313 (1955).
ZOELCH: Tbk.arzt *7*, 381 (1953).
ZOELCH: Beitr. Klin. Tbk. *111*, 128 (1954).

II. Die Generalisationsformen der Tuberkulose

Die Hauptgefahr der Kindertuberkulose ist die Streuung aus dem Primärherd oder aus den übrigen Manifestationen der Primärtuberkulose, die während der ersten 3 bis 6 Monate nach den klinischen Symptomen der Erstinfektion (Erythema nodosum, positiv gewordene Tuberkulinreaktion) besonders häufig zu beobachten ist.

Die Ausbreitung der Tuberkelbazillen ist auf 4 verschiedenen Wegen möglich:

a) direkt:

Das den Primärherd umgebende Gewebe wird von dem unmittelbar um sich greifenden tuberkulösen Prozeß erfaßt. (Käsige Pneumonie des Säuglings bei massiver Infektion und hoher Virulenz der Tuberkelbazillen.)

b) intrakanalikulär:

Das häufigste Beispiel ist die bronchogene Streuung aus einer tuberkulösen Kaverne oder nach dem Durchbruch eines verkästen Lymphknotens in einen Bronchus.

c) lymphogen:
Dieser Weg spielt bei jeder Ausbreitung der Primärinfektion vom Primärherd zur regionalen Lymphdrüse und beim Befall benachbarter Lymphknoten eine Rolle. Falls das Lymphknotenfilter undicht wird, kann es weiterhin zur Einschwemmung von Tuberkelbazillen in den Ductus thoracicus und in das Blut kommen.

d) hämatogen:
Wiederholt wurden Tuberkelbazillen im Blut tuberkulosekranker Menschen gefunden, ohne daß der Körper allgemein durchseucht worden wäre. Man muß wohl annehmen, daß zum Angehen der hämatogenen Infektion und zur Entwicklung von Metastasen außer der Bakteriämie noch eine besondere, im einzelnen wenig definierte, verminderte Abwehrfähigkeit des Körpers notwendig ist. Auch die Menge der ins Blut gelangten Tuberkelbazillen dürfte eine Rolle spielen.

1. Die hämatogene Streuung

In vielen Fällen bleibt eine Streuung auf dem Blutwege unbemerkt. Mitunter entstehen isolierte Streuherde in den verschiedensten Organen, die z.B. als Spina ventosa, als Wirbeltuberkulose oder als Tuberkulide der Haut sichtbar werden. Die massivste Form der hämatogenen Streuung stellt schließlich die generalisierte Aussaat, die Miliartuberkulose dar. In seltenen Fällen beobachtete man neben der akuten, bösartigen Miliartuberkulose auch relativ gutartige miliare Disseminationsformen in beiden Lungen, die spontan wieder ausheilen konnten.

Kleinere hämatogene und auch lymphogene Streuungen in begrenzte Lungenbezirke, z.B. nicht selten in der Umgebung von Primärherden und perifokalen Infiltrierungen, stellen sich im Röntgenbild als verschieden große, mehr oder weniger scharf gezeichnete, kleine Fleckschatten dar. Diese Herde können unter Kalkeinlagerung ausheilen, so daß multiple kleine, bis linsengroße Kalkflecken in dem betroffenen Gebiet sichtbar werden. Liegen diese Streuherde in den Lungenspitzen, so spricht man von „SIMONschen Spitzenherden“ (Abb. 35). Diese Herde können später zum Ausgangspunkt einer Phthise werden (R. W. MÜLLER, CATEL).

Die Heilung jedes einzelnen Streuherdes erfolgt in der für den tuberkulösen Schub von HUEBSCHMANN beschriebenen Weise: Um die anfängliche Gewebsnekrose entwickelt sich eine perifokale Entzündung mit begleitendem Ödem und leukozytärer Infiltration (exsudative

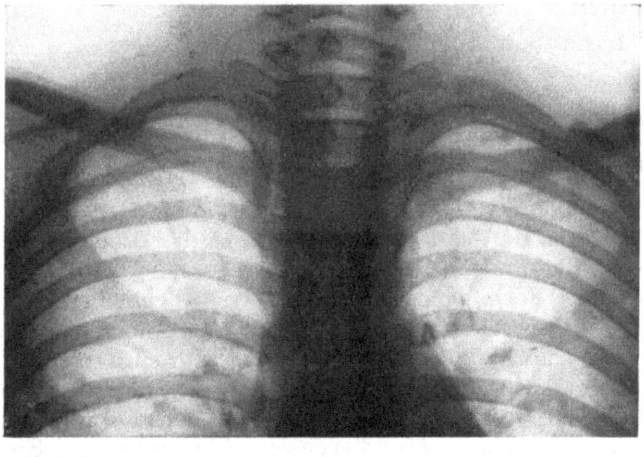

Abb. 35. SIMONsche Spitzenherde

Phase). Anschließend bildet sich ein spezifisches Granulationsgewebe mit Epitheloid- und Riesenzellen aus (produktive Phase) und die ursprüngliche Nekrose verkalkt oder vernarbt unter Fibrose.

Therapie: Falls größere lympho-hämatogene Streuungen mit klinischen Beschwerden (Fieber, Veränderungen von Blutbild und BSG, Störungen des Allgemeinbefindens) einhergehen, sollte man diese so lange wie eine Miliartuberkulose behandeln, bis sie zurückgebildet sind oder man sich von ihrer Gutartigkeit überzeugt hat.

2. Die Miliartuberkulose

Pathologische Anatomie: Diese Tuberkuloseform entsteht durch einen massiven Einbruch von Tuberkelbazillen in die Blutbahn und Einschwemmung in die Lunge und in die übrigen Organe. Im Kindesalter handelt es sich meistens um eine sog. *Frühgeneralisation*, die dadurch zustande kommt, daß die Tuberkelbazillen über die verkästen Lymphknoten des Primärkomplexes hinaus in den Ductus thoracicus und in das Blut vordringen. Nur selten bricht eine verkäste Drüse direkt in eine Vene ein. Bei jungen Kindern kann die Frühgeneralisation schon wenige Wochen nach der Infektion erfolgen. Vorher können alle alarmierenden Krankheitszeichen fehlen. Insbesondere können Säuglinge bei einer frischen Miliartuberkulose noch lebhaft, munter und äußerlich gut genährt sein und vollkommen gesund erscheinen.

Wesentlich seltener wird die sog. *Spätgeneralisation* einer Tuberkulose aus vorher latenten Herden in einer Bronchialdrüse, aus einer Knochentuberkulose oder aus einer protrahiert verlaufenden Lungentuberkulose beobachtet. Noch seltener ist eine Generalisation unter dem Bilde einer *Sepsis tuberculosa acutissima* (LANDOUZY). Die allgemeine Überschwemmung des schutzlosen Körpers mit Tuberkelbazillen führt hierbei zu einem septischen Krankheitsbild mit hohem Fieber, Hautblutungen, Exanthemen, Agranulozytose und ausgedehnten Nekrosen und Verkäsungen. Die Prognose ist infaust.

Auffallend ist die seit langem beobachtete Häufung der Fälle von Miliartuberkulose und Meningitis tuberculosa im Frühjahr während der Monate März, April und Mai. Die Ursachen dieser jahreszeitlichen Verteilung sind unbekannt. Vielleicht spielen besondere Verhältnisse des Frühjahrswetters und eine stärkere Ultraviolett-einstrahlung, vielleicht auch Vitaminmangel eine Rolle.

Symptome: In der Klinik unterscheidet man seit langem drei Formen der Miliartuberkulose:

1. die meningitische Form (70 bis 80% aller Fälle),
2. die typhoide Form,
3. die pulmonale Form (selten).

Die *meningitische* Form wird bei der Besprechung der Meningitis tuberculosa näher erörtert werden, da das klinische Bild und die Prognose völlig von der Erkrankung der Hirnhäute bestimmt werden.

Bei der *typhoiden* Form beherrschen schwere Allgemeinsymptome das Krankheitsbild: hohes Fieber, Benommenheit und große Hinfälligkeit. Oft ist langdauerndes Fieber das erste und zunächst einzige Symptom. Im Beginn können sich die Kinder noch relativ wohl fühlen, spielen und laufen umher. Die Fieberkurve deutet auf ein septisches Bild hin, zeigt große Temperaturschwankungen und nimmt nicht den zum Typhus abdominalis gehörenden gesetzmäßigen Verlauf. Ein Milztumor kann tastbar sein. Die Zunge ist bräunlich belegt und borkig; der Appetit fehlt völlig. Die

Stuhlentleerungen sind wechselnd durchfällig und obstipiert. Schließlich entwickelt sich eine fortschreitende Kachexie.

Die Diagnose wird durch die positive Tuberkulinreaktion und durch das typische Röntgenbild der Lunge gesichert. In vorgeschrittenen Fällen kann allerdings die Tuberkulinreaktion auch negativ bleiben (negative Anergie). Bei allen drei Formen der Miliartuberkulose sind kleinpapulöse oder papulonekrotische Tuberkulide der Haut bei intensivem Suchen nicht selten zu finden und können schon bei der klinischen Untersuchung die Diagnose sichern. In gleicher Weise ist der Nachweis von Chorioidaltuberkeln bei der Untersuchung des Augenhintergrundes sehr wichtig.

Die *pulmonale* Form der Miliartuberkulose bekommt man weniger häufig zu sehen als die typhoide. Im Anfangsstadium läßt sich kaum eine klinische Diagnose stellen, da über der Lunge keine physikalischen Befunde zu erheben sind. Erst im späteren Verlauf hört man gleichmäßig verteilte Rasselgeräusche und eine schwere Dyspnoe und Tachypnoe mit Zyanose weist auf die Lunge als den Sitz der Erkrankung hin.

Differentialdiagnose: Hier ergeben sich leicht Schwierigkeiten bei den Formen der Miliartuberkulose, die ohne meningeale Beteiligung verlaufen. Wenn man sich aber zur Regel macht, in allen Fällen unklarer und chronischer Fieberschübe an die Miliartuberkulose zu denken, wird beim Kinde die Entscheidung durch die positive Tuberkulinreaktion leicht sein. Diese bleibt bei der Miliartuberkulose im Anfang noch positiv, falls genügend hohe Tuberkulinkonzentrationen (bis 1 mg intrakutan) angewandt werden. Erst im letzten Stadium der Erkrankung wird mit der beginnenden Abwehrlosigkeit des Körpers die Tuberkulinreaktion negativ.

Die klinische Differentialdiagnose umfaßt alle Krankheiten, die mit langdauerndem Fieber und Husten, Dyspnoe und Zyanose einhergehen. Hier kommen in Frage: Sepsis, Endokarditis, zentrale und Wanderpneumonien, Grippe und Malaria. Auch die Verwechslung mit einem Typhus abdominalis liegt nahe. Die Unterscheidung erlaubt der Ausfall der Gruber-Widalschen Reaktion und das Blutbild (Miliartuberkulose: Leukopenie mit relativer Leukozytose; Typhus abdominalis: Leukopenie mit relativer Lymphozytose). Die Diazoreaktion kann bei beiden Erkrankungen positiv ausfallen.

Röntgenbefund: Man findet bei der Miliartuberkulose in allen Lungenfeldern bis hin zur Peripherie eine feine, diffuse Aussaat kleinfleckiger, weicher Herde, deren Schattenverteilung man oft mit dem Bilde eines „Schneegestöbers" verglichen hat (Abb. 36). In Frühfällen läßt sich eine Miliartuberkulose nicht röntgenologisch diagnostizieren, weil sich die Herde der miliaren Streuung noch nicht zur genügenden Größe entwickelt haben. Erst frühestens zwei Wochen nach der Aussaat sind die Herdschatten zu erkennen. Bei klinischem Verdacht auf eine Miliartuberkulose reicht also eine Röntgenaufnahme nicht aus, man muß sie mehrmals wiederholen.

In seltenen Fällen gibt es im Säuglings- und Kleinkindesalter miliare Bronchopneumonien, die im Röntgenbild durchaus mit einer Miliartuberkulose verwechselt werden können. Hier muß man zur Diagnose den Ausfall der Tuberkulinproben berücksichtigen und auch die übrigen klinischen Symptome abwägen. Die Röntgenbilder der vereinzelt zu beobachtenden Erkrankungen an benigner Lymphogranulomatose (Morbus Besnier – Boeck – Schaumann) oder der Retikulosen (z. B. Morbus Abt – Letterer – Siwe) können ebenfalls einer Miliartuberkulose sehr ähnlich sehen.

Abschließend sei noch besonders betont, daß selbst bei ausgezeichneter Adaptation eine miliare Streuung mittels einer Röntgendurchleuchtung der Lungen nicht zu erkennen ist, stets ist eine Röntgenaufnahme erforderlich.

Verlauf: Vor der antibiotischen Ära der Therapie führte eine Miliartuberkulose selbst bei frühzeitiger Erkennung unbeeinflußbar zum Tode (akute oder subakute Form). Gelegentlich sah man aber auch, daß sich einzelne Fälle unter Fieberschüben und wechselnden Allgemeinsymptomen über Monate hinzogen und endlich spontan ausheilten (chronische Miliartuberkulose) (F. SCHMID). Heute ist die Prognose der miliaren Streuung, falls die Meningen unbeteiligt sind, als gut zu bezeichnen (Abb. 37).

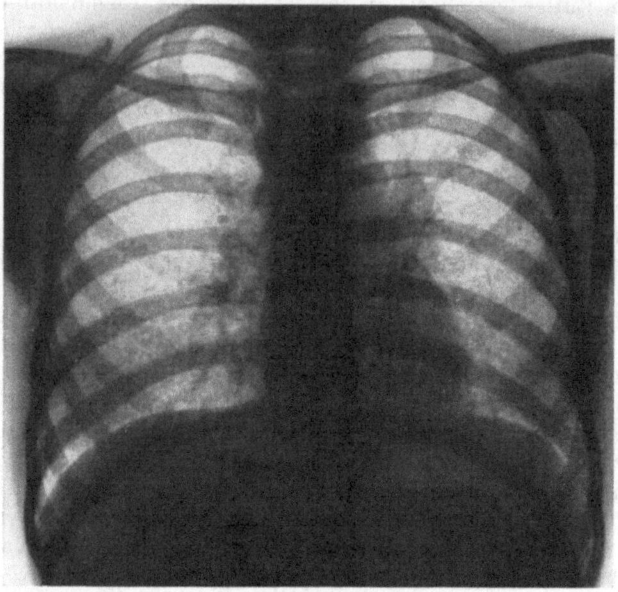

Abb. 36. Miliartuberkulose der Lungen

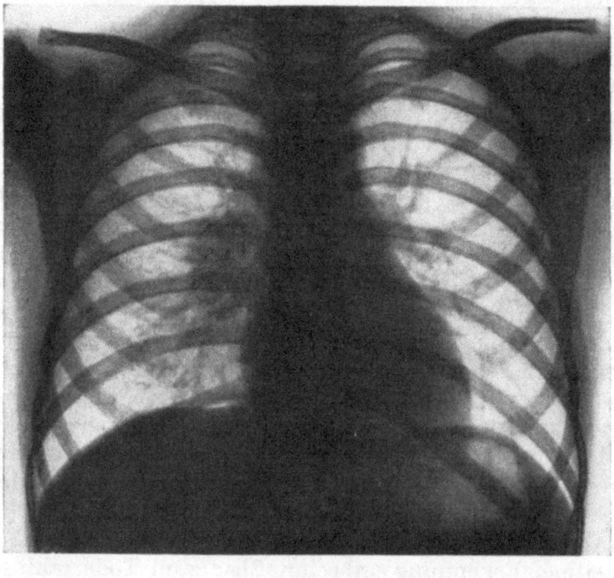

Abb. 37. Gleicher Fall wie Abb. 36. Ausheilung der Miliartuberkulose nach Behandlung mit Streptomycin

Therapie: Zur Behandlung einer Miliartuberkulose ist eine Kombination von Streptomycin und INH am besten geeignet. Wegen der Gefahr toxischer Reaktionen durch den schnellen Zerfall von Tuberkelbazillen unter dieser wirksamen Therapie beginnt man zunächst mit kleineren Dosen: Streptomycin 20 bis 30 mg/kg/Tag; INH 3 mg/kg/Tag. Im Laufe der ersten 8 bis 10 Tage der Behandlung wird dann diese Dosis auf 40 mg/kg/Tag Streptomycin i.m. (Höchstdosis 1,0 g je Tag) und 10 mg/kg/Tag INH per os erhöht.

Die orale Anwendung von INH ist zugleich zur Prophylaxe der Meningitis tuberculosa geeignet, da es in genügender Menge in den Liquor übertritt. INH ist in dieser Beziehung dem Streptomycin überlegen und verhindert mit größerer, wenn auch nicht absoluter Sicherheit das Auftreten einer Meningitis.

Schon nach 6 bis 8 Wochen pflegt man im Röntgenbild einen deutlichen, nach 3 Monaten einen fast völligen Schwund der miliaren Zeichnung festzustellen. Insgesamt muß die kombinierte Behandlung mit Streptomycin und INH oder INH und PAS etwa 6 Monate lang fortgeführt werden. Ein monatlicher Wechsel dieser beiden Kombinationen scheint zur Resistenzverhütung zweckmäßig zu sein.

3. Die Meningitis tuberculosa

Unter den Ursachen der Tuberkulosetodesfälle des Kleinkindesalters steht die Meningitis tuberculosa an erster Stelle. In 80% der Fälle war eine Meningitis die Todesursache, in 15% eine Miliartuberkulose und nur in 5% eine Organtuberkulose (SIMON). Bis vor wenigen Jahren konnte eine Meningitis tuberculosa bis zum Tode nur symptomatisch behandelt werden. Heute bleibt durch die kombinierte antibiotische und chemische Therapie ein großer Teil der erkrankten Kinder am Leben. Der Prozentsatz der geheilten Kinder ist um so größer, je frühzeitiger die Behandlung eingeleitet wird. Daraus ergibt sich die Forderung an den praktizierenden Arzt, die Diagnose, eventuell auch erst die Vermutungsdiagnose, einer Meningitis tuberculosa so früh wie möglich zu stellen. Es ist deshalb heute besonders wichtig geworden, das klinische Erscheinungsbild der *beginnenden* Meningitis tuberculosa genau zu kennen.

Eine tuberkulöse Meningitis entsteht fast immer sekundär durch eine hämatogene Streuung im 2. Stadium der Tuberkulose. Die auslösende Ursache kann u.a. eine massive Superinfektion mit virulenten Tuberkelbazillen sein, wie sie beim engen Zusammenleben mit offentuberkulösen Familienmitgliedern nur zu leicht vorkommt. Wiederholt ist beschrieben worden, daß in einer Familie drei und mehr blühende Kinder dadurch hingerafft wurden, daß z.B. ein offentuberkulöser Großvater jahrelang nicht als Infektionsquelle erkannt worden war. Erkrankt ein Kind aus einer solchen Umgebung an einer serösen Meningitis, so sollte man diese bis zum sicheren Ausschluß als tuberkulös bedingt betrachten. Auch interkurrente Infektionskrankheiten (Masern und Pertussis) können bei tuberkuloseinfizierten, aber bislang nicht kranken Kindern eine Streuung in die Meningen nach sich ziehen. Weitere auslösende Ursachen sind Sonnen- und künstliche Höhensonnebestrahlungen bei bislang unbekannter Tuberkuloseinfektion (vorher stets die Moro-Probe anstellen!) sowie Operationen an tuberkulösen Knochen-, Gelenk- und Lymphknotenherden. Auch ist ein Zusammenhang zwischen einem Trauma und einer Meningitis tuberculosa nicht immer mit Sicherheit abzulehnen.

Das Lebensalter hat für die Entwicklung einer tuberkulösen Meningitis beträchtliche Bedeutung. Die meisten Kinder erkranken im Alter von 6 Monaten bis zu

3 Jahren. Die Streuung kommt meist in den ersten 3 Monaten nach der Primärinfektion zustande. Nach dem 4. Lebensjahr nimmt die Erkrankungshäufigkeit stark ab, jedoch kommt die Erkrankung in jedem Lebensalter vor. Knaben und Mädchen erkranken in etwa gleicher Häufigkeit.

Wie schon bei den übrigen Generalisationsformen erwähnt wurde, ist auch bei der Meningitis tuberculosa eine auffallende Häufung der Krankheitsfälle während der Frühjahrsmonate zu beobachten. Die ersten Kinder erkranken schon im Januar, dann mehren sich die Fälle bis zu einem Höhepunkt in den Monaten April bis Mai. Schließlich wird ihre Zahl während des Frühsommers wieder geringer; in den Herbstmonaten sieht man nur selten eine tuberkulöse Meningitis.

Bei der Typenbestimmung der Tuberkelbazillen fand man meist humane Stämme, jedoch wurden je nach der Verbreitung der Rindertuberkulose in der betreffenden Landschaft auch bovine Stämme nachgewiesen. Im Durchschnitt kann man damit rechnen, daß etwa 10% der tuberkulösen Meningitiden durch bovine Tuberkelbazillen hervorgerufen werden.

Pathologische Anatomie: Als Folge der direkten hämatogenen Aussaat in die weichen Hirnhäute bilden sich dort multiple Tuberkel aus; die Erreger dringen in den Subarachnoidalraum ein. Es kommt zur Ödembildung und zur Hyperämie des Hirns und seiner Häute. Die tuberkulösen Veränderungen sind gewöhnlich an der Hirnbasis lokalisiert, dort am stärksten ausgeprägt und von einem gelatinösen, durchscheinenden Exsudat umgeben. Außerdem finden sich miliare Tuberkel häufig im Gebiete des Temporallappens in der Fossa Sylvii und im Verlauf der Blutgefäße. Die Ventrikel sind regelmäßig erweitert. Im Hirngewebe können nach einer früheren hämatogenen Streuung mehr oder weniger große käsige Rundherde (Tuberkulome) enthalten sein. Nach Rich und McCordock soll auch von diesen tuberkulösen Herden der Hirnrinde aus durch *sekundäre* Infektion der Meningen eine Meningitis tuberculosa entstehen können (Einbruch eines zerebralen Tuberkuloms oder Durchbruch eines tuberkulösen Herdes aus dem Plexus chorioideus in den Ventrikelliquor). Im ganzen gesehen dürften derartige Vorgänge beim Erwachsenen eine größere Rolle spielen; im Kindesalter ist die direkte hämatogene Aussaat in die Meningen häufiger. Allerdings kommen mitunter im Laufe der Behandlung einer tuberkulösen Meningitis Einbrüche erweichter Tuberkulome der Hirnrinde in den Liquorraum vor.

Im Verlauf der Meningitis entstehen Enzephalomalazien als Folge von Gefäßverschlüssen; kleinere Blutungen in die Meningen und in die Hirnsubstanz sind häufig. Außer diesen Läsionen der akuten exsudativen Leptomeningitis sah man auch protrahierte Verläufe mit mehr produktiven Veränderungen. Auch bei diesen Formen führte aber schließlich ein exsudativer Schub zum Tode.

Während früher eine Meningitis tuberculosa bis auf geringe klinische Remissionen immer akut tödlich verlief, hat man in der letzten Zeit unter der Einwirkung der antibiotischen und Chemotherapie Krankheitsformen kennengelernt, welche sich über mehrere Monate bis zu einem Jahr erstreckten und erst dann tödlich endeten. Es ist als neues Krankheitsbild die „*Meningitis tuberculosa chronica*" entstanden. Die anatomischen Untersuchungen ergaben u. a. Veränderungen im Sinne einer spezifischen Arteriitis mit Proliferation der Intima, die zur Obliteration der Gefäße führten. Mit den Gefäßverschlüssen waren anämische Erweichungsherde der Hirnsubstanz verbunden, die sich klinisch als Hemi- und Paraplegien, als Intelligenzstörungen usw. äußerten. Daneben fanden sich bei der Autopsie aber noch frische exsudative und käsige Veränderungen, falls die Tuberkelbazillen unter der Behandlung resistent geworden oder wenn von oberflächlich gelegenen Herden der Hirnsubstanz neue meningitische Schübe ausgegangen waren.

Bei Kindern mit ausgeheilter Meningitis tuberculosa fand man nach 2 bis 3 Jahren Kalkablagerungen in vorher verkästen Herden an der Hirnbasis, die sich im Röntgenbild als kalkdichte Schatten im Sellagebiet darstellten (GARSCHE).

a) Die Meningitis tuberculosa acuta

Symptome: Die klassische Beschreibung der akuten tuberkulösen Meningitis von WHYTT (1768) unterteilte den Ablauf der Erkrankung in die Prodromi und drei Stadien. Dieses Einteilungsprinzip hat auch heute noch didaktische Bedeutung. Man unterscheidet:

1. das Stadium der Invasion,
2. das Stadium der meningealen Reizung,
3. das Stadium der Läbmung (Koma).

Prodromi: Die Erkrankung beginnt meist unmerklich, mitunter im Anschluß an eine Infektionskrankheit. Die ersten Symptome sind deshalb vieldeutig: Appetitlosigkeit, Mattigkeit, Unlust zum Spielen und eine Gewichtsabnahme, die größer ist, als nach der Anorexie zu erwarten wäre. Das vorher muntere, geschäftige und fröhliche Kind wird allmählich immer stiller und sitzt teilnahmslos im Zimmer umher, wird andererseits aber geräuschempfindlich, sogar überempfindlich für alle Sinneseindrücke und schläft trotz erhöhtem Ruhebedürfnis sehr unruhig. Manchmal berichtet eine aufmerksame Mutter auch von einer ungewohnten, grundlosen Reizbarkeit des Kindes, die ihr schon 3 bis 4 Wochen vor dem Beginn der typischen Meningitissymptome aufgefallen ist. Leider wird aber das veränderte Benehmen des Kindes mitunter ohne Besinnen auch als bloße Unartigkeit vermerkt. Meist muß man diese Frühsymptome erfragen, weil sie von indolenten Eltern nicht spontan berichtet werden.

1. Stadium: Die Hauptsymptome dieses Abschnittes sind heftige Kopfschmerzen und Erbrechen. Sie kommen als neue Symptome zu den Prodromi hinzu. Das Erbrechen ist zerebral bedingt: Es kommt ohne Übelkeit und Würgen, schwallartig und unabhängig von der Nahrungsaufnahme zustande. Dieser differentialdiagnostisch wichtige Unterschied erlaubt die Abgrenzung von anderen Formen des Erbrechens, z.B. von dem einer infektiösen Gastroenteritis. Überdies stellt sich in diesem Stadium eine hartnäckige Obstipation ein, die nicht zu dem Krankheitsbild einer Gastroenteritis paßt. Am Nachmittag und Abend kann bereits geringes Fieber bestehen. Die Kinder klagen häufig über unklare Schmerzen in den Extremitäten und im Bauch. Der Gewichtsverlust wird größer; Krämpfe können in seltenen Fällen schon zu diesem Zeitpunkt auftreten.

2. Stadium (meningeale Reizung): Schon das zerebrale Erbrechen deutete auf das Gehirn als den Sitz der Erkrankung hin. Diese Vermutung wird jetzt durch die Zeichen der meningealen Reizung zur Gewißheit. Die Untersuchung des Nervensystems ergibt folgende Symptome: Die Extremitätenreflexe sind – bei auffallendem Wechsel aller Befunde – gesteigert und nicht seitengleich. Die Pupillen sind eng, reagieren aber gut auf Lichteinfall. Das KERNIGsche sowie das LASÈGUEsche Zeichen läßt sich deutlich nachweisen, ebenso das Nackenphänomen von BRUDZINSKI (das Kind zieht beim plötzlichen, passiven Vorbeugen des Kopfes im Liegen die Beine an). Besonders wichtig für die Diagnose ist weiterhin eine mehr oder weniger ausgeprägte Nackensteifigkeit, die bei noch umherlaufenden Kindern auch nur als eine auffallende Steifheit der Wirbelsäule erscheinen kann. Zur frühzeitigen Diagnosestellung wäre auch noch das MENDELsche Auricularis-Phänomen zu erwähnen. Dabei besteht eine deutliche Druckempfindlichkeit der hinteren Gehörgangswand. Man prüft dieses Zeichen mit einer feinen Knopfsonde. Übt man mit dieser einen leichten Druck auf die hintere Wand des Gehörganges aus, so reagiert das Kind wie auf einen starken Schmerz. Im Gegensatz dazu ist die Vorderwand in normaler Weise wenig empfindlich. Das Phänomen kommt durch eine frühzeitige Reizung des Ramus auricularis n. vagi zustande, der das fragliche Gebiet der hinteren Gehörgangswand sensibel versorgt.

Bei Säuglingen ist die vorgewölbte und gespannte Fontanelle das führende Zeichen einer Meningitis.

Die ursprünglich vorhandene Neigung zum Erbrechen läßt in diesem Stadium etwas nach; mäßiges Fieber stellt sich ein. Die „meningitische Lage" der Kinder im Bett (Seitenlage mit angezogenen Beinen und rückwärts gebeugter Kopf) kann man ebenso wie bei den übrigen akuten Meningitisformen auch bei der Meningitis tuberculosa häufig beobachten; die „enzephalitische Lage" (Rückenlage mit ausgestreckten und spastischen Extremitäten) sieht man mehr bei den chronischen Formen.

Schon in diesem 2. Stadium kann das Bewußtsein vorübergehend leicht getrübt sein. Die Kinder schlafen am Tage mehr als sonst, sind aber in der Zwischenzeit wieder völlig munter. Schließlich verfallen sie aber mehr und mehr in eine ununterbrochene Somnolenz. Im Anfang wird eine Frage noch sinngemäß beantwortet; später sinken sie nach der Antwort sofort wieder in den soporösen Zustand zurück, aus dem sie erst die nächste Frage nochmals herauszuheben vermag. Der Blick dieser Kinder ist eigentümlich verschleiert, ins Leere gerichtet und für den Kliniker ein wichtiges Hinweissymptom. Unvergeßlich bleibt das schrille, laute Aufschreien der Kinder (Cris encéphalitiques). Mit oder nach der Bewußtseinsstörung entwickeln sich motorische Reizerscheinungen in Form von klonisch-tonischen Krämpfen und einer gewissen Hypertonie der Muskulatur. Das Kind knirscht mit den Zähnen, greift unruhig mit den Händen zum Kopf und mit ausfahrenden Bewegungen auf der Bettdecke umher (Flockenlesen). Starker Singultus und tiefes Aufseufzen kommen vor. Der Bauch ist durch die geringe Nahrungsaufnahme und Hypertonie der Muskeln tief eingesunken (Kahnbauch). Die Reizerscheinungen bleiben nicht nur auf das motorische Gebiet beschränkt, sondern greifen auch auf das vegetative Nervensystem über. Nach stärkeren Hautreizen entwickelt sich ein deutlicher Dermographismus mit roten Streifen und Flecken und zentralen anämischen Bezirken. Die Haut ist trocken und fühlt sich beim Darüberstreichen eigenartig samtähnlich an. Berührungen verursachen infolge einer allgemeinen Hyperästhesie Schmerzen; Lichteindrücke und Geräusche werden verstärkt wahrgenommen und unangenehm empfunden. Durch das Ansteigen des Hirndrucks ist die Pulsfrequenz herabgesetzt. Der Puls ist gespannt (Druckpuls) und unregelmäßig in Füllung und Rhythmus.

Die Tuberkulinreaktionen mit intrakutanen Proben sind bei der Meningitis tuberculosa positiv, solange der Allgemeinzustand der Kinder noch gut ist. Um keine kostbare Zeit zu verlieren, darf man die Tuberkulinprüfung bei dem Verdacht auf eine Meningitis tuberculosa sofort mit der Mantoux-Probe 1 : 1000 beginnen. Die Probe nach Moro kann bei der herabgesetzten Allergie aller Miliartuberkulosen schon negativ ausfallen.

Dringend notwendige diagnostische Maßnahmen in diesem Stadium sind weiterhin Röntgenaufnahmen der Lunge und die Untersuchung des Augenhintergrundes auf Chorioidaltuberkel, die in etwa 41% der Fälle die Diagnose durch den Nachweis einer allgemeinen miliaren Aussaat sichern (Custodis und Heinemann).

3. Stadium: Die Leitsymptome dieses Stadiums sind das tiefe Koma, Atemstörungen und Lähmungen. Bei den nunmehr dauernd bewußtlosen Kindern ist der Atemtyp häufig im Sinne der Cheyne-Stokes-Atmung verändert, aber auch die Biotsche Atmung kommt vor. Nervenlähmungen können sich frühzeitig durch Störungen der Augenbewegungen (dissoziierte Blicklähmung) bemerkbar machen. Durch die

Lokalisation des tuberkulösen Prozesses an der Hirnbasis kommt es zu Paresen des N. abducens und N. oculomotorius mit Strabismus und Ptosis. Die Pupillen zeigen Anisokorie, Mydriasis und fehlende oder langsame Lichtreaktion.

Die motorischen Reizerscheinungen nehmen im Laufe des 3. Stadiums an Intensität zu. Tremor ist häufig, auch katatone Bilder kann man sehen. Der Puls ist meist wieder beschleunigt, unregelmäßig und schlecht gefüllt. Alle Tuberkulinproben werden kurz vor dem Tode negativ. In diesem finalen Stadium sind klonische, epileptiforme Krämpfe häufig. Lähmungen ganzer Extremitäten werden beobachtet. Die Reflexe erlöschen. Das Fieber, das zunehmend angestiegen ist, erreicht kurz vor dem Tode extrem hohe Temperaturen (Kreuzung von Puls- und Temperaturkurve). Der Tod tritt schließlich infolge des zentralen Kreislaufversagens oder durch Atemlähmung ein.

Im Säuglingsalter ist ein plötzlicher Beginn mit schnellem Verlauf nicht selten. Schwere Krampfanfälle können entsprechend der großen Krampfneigung junger Kinder das erste Symptom sein. Diarrhöen sind bei Säuglingen häufiger als Obstipation. Der Tod kann mitunter schon eintreten, bevor sich noch meningitische Zeichen entwickelt haben oder wenn diese erst angedeutet vorhanden sind. Das gilt besonders für das Kernigsche Zeichen. Die Beurteilung der Fontanellenspannung ist in diesem Alter weitaus verläßlicher.

Nicht selten findet man bei der Meningitis tuberculosa auch unilaterale Symptome; Hemiplegien und Fazialislähmungen, Ptosis, das Kernigsche und Brudzinskische Zeichen können nur auf einer Seite vorhanden sein.

Liquordiagnostik: Bei jedem Verdacht auf eine tuberkulöse Meningitis muß das Kind unbedingt und so frühzeitig wie möglich lumbalpunktiert werden! Die Punktion ergibt meist einen unter erhöhtem Druck stehenden, klaren oder durch ein positives Tyndall-Phänomen opaleszierenden, manchmal schon leicht getrübten Liquor. Der Eiweißgehalt ist erhöht (Pandy positiv), vor allem durch eine Vermehrung der Globuline. Außerordentlich wichtig für die Diagnose ist der niedrige Zuckergehalt des Liquors, der in extremen Fällen bis auf 5 und 10 mg-% Glukose absinken kann. Bei der Untersuchung sollte der Blutzuckerspiegel zwecks sicherer Beurteilung einer Erniedrigung stets gleichzeitig mitbestimmt werden (Liquorzuckerspiegel = 50% des Blutzuckerspiegels). Ein Absinken des Liquorzuckers auf 30 mg-% Glukose bei einer serösen Meningitis spricht fast mit Sicherheit für eine tuberkulöse Genese. Trotzdem kann man nicht selten ganz im Beginn der tuberkulösen Meningitis noch normale Zuckerwerte im Liquor finden. Außer der Glukose sind bei der Meningitis tuberculosa auch die Chloride im Liquor vermindert. Ihre Untersuchung führt aber nicht weiter als die Bestimmung des Glukosespiegels.

Die Zellen im Liquor sind stets auf mittlere Werte angestiegen. Meist findet man etwa 100 bis 400 Zellen, die sich hauptsächlich aus Lymphozyten zusammensetzen (Normalwert: 5 bis maximal 10 Zellen im Lumballiquor). In manchen Fällen findet man aber auch im Beginn und am Ende der Erkrankung eine granulozytäre Pleozytose im Liquor. Durch den erhöhten Fibringehalt setzt sich bei längerem Stehen ein feines Fadengerinnsel ab, das anschaulich als Spinnwebsgerinnsel bezeichnet wird. Es besteht aus einem zusammengezogenen Fibrinnetz mit eingelagerten Tuberkelbazillen und Liquorzellen.

Die Diagnose einer tuberkulösen Meningitis ist endgültig erst durch den direkten mikroskopischen oder bakteriologischen Nachweis der Tuberkelbazillen im Liquor gesichert. Zu diesem Zweck wird man entweder den Liquor sofort zentrifugieren und das Sediment nach Ziehl-Neelsen färben oder aber das Spinnwebsgerinnsel auf einem Objektträger ausbreiten und in gleicher Weise behandeln. Mit dieser Methode lassen sich bei sorgfältiger und geduldiger Durchmusterung des Präparates in vielen Fällen schon Tuberkelbazillen nachweisen. Wesentlich ergiebiger ist natürlich der Nachweis in der Kultur und mittels des Tierversuches.

b) Die Meningitis tuberculosa chronica

Dieses Krankheitsbild war vor der Einführung der modernen antituberkulösen Therapie unbekannt. In seltenen Fällen wurden zwar früher schon produktiv-proliferative Gewebsprozesse bei der Meningitis tuberculosa gesehen, jetzt können sie bei Kindern, die nach einer längeren Streptomycinbehandlung gestorben sind, immer nachgewiesen werden.

Die hier vorliegenden Gewebsveränderungen umfassen Prozesse an den Gefäßen mit völligem Verschluß und nachfolgenden Erweichungen der Hirnsubstanz, Blutungen in die Capsula interna und den Nucleus caudatus, Entzündungen des Ependyms und Fibrosen des Exsudates an der Hirnbasis, welches z. B. das Mittelhirn völlig ummauern kann.

Aus diesen anatomischen Störungen entwickelt sich das klinische Bild der chronischen tuberkulösen Meningitis (Enzephalopathisches Syndrom nach GARSCHE), dessen großer Formenreichtum im folgenden nur angedeutet werden kann.

Symptome: Die klinischen Zeichen entsprechen im allgemeinen denen einer Enzephalitis, bleiben aber über Monate bestehen. Man findet eine starke Schlafsucht mit Schlafumkehr, die über ein somnolentes Stadium in einen tiefen, wochenlang anhaltenden Stupor übergehen kann. Im Beginn lassen sich die Kinder zur Nahrungsaufnahme noch gut wecken, später – im Endstadium – lösen selbst starke Reize nur noch primitive Abwehrreaktionen aus. Gleichzeitig ist die Trophik schwer gestört: Die Kinder magern ab bis zum Marasmus. Sie sind berührungsempfindlich und schreckhaft. Mimische Starre, Enthirnungsstarre und Salbengesicht sind häufig, apoplektiforme Lähmungen, Krämpfe, Rigor, Hypertonie der Muskulatur, Kontrakturen, Opisthotonus und fortwährendes Erbrechen kommen vor. Von psychischen Veränderungen sieht man Unruhe, Enthemmungen, Erregungszustände, selbst Halluzinationen und Psychosen. Ein Cushing-Syndrom kann sich vorübergehend entwikkeln. Bei der Enzephalographie, die nur in diesem chronischen Stadium Sinn hat, stellt sich nicht selten ein großer Hydrozephalus dar (D. MÜLLER). Erblindungen durch Optikusatrophie kommen vor.

In diesen Zustand chronischen Siechtums verfallen die Kinder meist im 2. bis 3. Monat der Behandlung. Er kann aber auch – unter der jetzigen Form der Therapie und unabhängig von dem Behandlungsbeginn – ganz fehlen, nur leicht ausgeprägt sein oder mäßige Grade erreichen und sich wieder völlig zurückbilden (JANSEN und WILMS). Nur einzelne Kinder sinken unbeeinflußbar weiter in einen tiefen Sopor ab und sterben unter stärkster Abmagerung und fortwährenden Krämpfen.

Differentialdiagnose: Alle differentialdiagnostischen Überlegungen müssen sich nach dem jeweiligen Entwicklungsstadium der tuberkulösen Meningitis richten.

Im Prodromalstadium und im 1. Stadium der Invasion ist die Abgrenzung von der einfachen Gastroenteritis wichtig. Sie ergibt sich aus der Berücksichtigung der Stimmungs- und Charakterveränderungen, der Infektionsgelegenheit und dem zerebralen Typ des Erbrechens.

Meist werden die Kinder aber erst im 2. Stadium (meningeale Reizung) zum Arzt gebracht, in dem die Symptome einer Meningitis schon vorhanden sind. Hier muß die Diagnose unbedingt durch eine frühzeitige Lumbalpunktion und Liquoruntersuchung geklärt und bestätigt werden.

Allein durch die makroskopische Beurteilung des Liquors (eitrig und stark getrübt oder wasserklar bis leicht getrübt) läßt sich die große Gruppe der eitrigen Meningitiden von den serösen abtrennen. Alle eitrigen Formen mit den verschiedensten Erregern (Meningo-, Pneumo-, Staphylo- und Streptokokken, Influenza- und Kolibazillen usw.) entfallen damit für die weitere Differentialdiagnose, vorausgesetzt, daß sie noch nicht mit Sulfonamiden oder Antibiotika anbehandelt worden sind. Sonst resultieren bakterienarme Formen dieser Meningitiden mit einem nur ganz leicht getrübten Liquor. Der Zuckergehalt kann, z.B. bei der Meningitis epidemica, ebenfalls deutlich herabgesetzt sein. Im Ausstrich des Liquorsedimentes finden sich nur polynukleäre Leukozyten, die aber im Beginn einer Meningitis tuberculosa in gleicher Weise vorhanden sein können. In solchen Fällen ist die mehrmals angestellte mikroskopische und kulturelle Untersuchung des Liquors auf Erreger entscheidend.

Bei den eigentlichen serösen Meningitisformen müssen zur Abtrennung der Meningitis tuberculosa folgende Möglichkeiten berücksichtigt werden:

1. Poliomyelitis anterior acuta
Im Gegensatz zur Meningitis tuberculosa schneller Beginn aller Symptome und rasche Rückbildung. Entwicklung von Paresen. Normaler Liquorzucker. Ein Spinnwebsgerinnsel kann vorhanden sein.

2. Enzephalitis
Hoher Zuckerspiegel im Liquor.

3. Leptospirosen
Bestätigung durch den Agglutinationstiter im Serum.

4. Mumps (Parotitis epidemica)
Die Meningitis parotitica kann ein Vorläufer der sichtbaren Speicheldrüsenschwellungen sein, gleichzeitig mit ihnen auftreten oder ihnen folgen. Häufig findet man hohe Diastasewerte im Blut und im Urin. Eine Mumps-Meningitis kann auch ohne irgendwelche Drüsenschwellungen verlaufen (Meningitis parotitica sine parotide). Abgrenzung durch die Komplementbindungsreaktion.

5. Meningitis luetica
Positive Wassermannsche Reaktion im Liquor.

6. Virusmeningitiden.
(Coxsackie-Virus, lymphozytäre Choriomeningitis u.a.)

7. Meningitis concomitans
Umschriebene lokale Meningitis bei Lymphadenitis colli profunda, Hirnabszeß usw.

8. Meningismus bei zahlreichen Infektionskrankheiten
Pneumonie, Pyurie.

9. Hirntumoren.

Mitunter läßt sich die Differentialdiagnose nicht sofort zugunsten einer Meningitis tuberculosa klären. Liegt indes der dringende Verdacht auf eine tuberkulöse Hirnhautentzündung vor, so bleibt in der Praxis nur der Ausweg, auch ohne endgültige Diagnose schon mit der Behandlung zu beginnen. Man gab früher Streptomycin intrathekal; heute wird man INH per os (5 bis 8 bis 10 mg/kg/Tag) anordnen. Man gewinnt dadurch Zeit zur Abklärung der Diagnose, die aus der Beobachtung der Zell- und Zuckerwerte, des Eiweißgehaltes und der klinischen Symptome (Fieberverlauf!) nach einem Zeitraum von 8 bis 10 Tagen möglich ist. Bestätigt sich der Verdacht nicht, so kann man ohne Schaden die INH-Therapie wieder abbrechen, handelte es sich doch um eine tuberkulöse Meningitis, so hat man keine kostbare Zeit verloren.

Bei Säuglingen muß man außerdem die angeborene Lues und mit Fieberkrämpfen beginnende Infektionskrankheiten (Grippe, Bronchopneumonie, Infekte der oberen Luftwege), dann auch die Spasmophilie ausschließen. Die Pyelitis kann in den beiden ersten Lebensjahren ebenfalls ein meningitisähnliches Krankheitsbild hervorrufen; bei älteren Kindern sollte man an eine Krampfurämie denken. Selbst der Typhus abdominalis kann bei der klinischen Untersuchung an eine Meningitis tuberculosa mit beginnender Somnolenz erinnern.

Verlauf: Vor der Entdeckung des Streptomycins endete eine Meningitis tuberculosa fast immer tödlich, nur einige wenige geheilte Fälle wurden in der Weltliteratur beschrieben. Die mitunter beobachteten klinischen Remissionen verzögerten nur den letalen Ausgang.

Seit der Anwendung weiterer antituberkulöser Mittel hat sich die Heilungsquote ständig erhöht. Die kombinierte Behandlung mit Streptomycin plus Thiosemicarbazon und PAS war wirksamer als die Therapie mit Streptomycin allein. Noch besser hat sich die Kombination von Streptomycin mit INH bewährt: Die Zahl der Überlebenden nimmt zu, die Krankheitsdauer wird abgekürzt.

Die Prognose wird von Anfang an durch folgende Symptome oder Begleitumstände getrübt:

1. Erkrankungen von Kindern unter 3 Jahren,
2. Dauer der Erkrankung bis zum Behandlungsbeginn über 10 Tage,
3. Somnolenz,
4. Gleichzeitige Meningitis tuberculosa und Miliartuberkulose.

An dem Krankengut der Kinderklinik der Medizinischen Akademie Düsseldorf (294 Fälle) läßt sich ablesen, daß von 1948 bis 1953 die Letalität in den einzelnen Jahrgängen von rund 50% auf etwa 15% abgesunken ist (Hansen und Janssen). Durch eine intensive, kombinierte Therapie mit Streptomycin, INH und PAS werden die früher oft letal endenden Rezidive vermieden. Auch die Frühsterblichkeit während der ersten 3 bis 4 Monate der Behandlung ist deutlich abgesunken. Von einer endgültigen Heilung wird man allerdings erst nach einer Nachbeobachtungszeit von 2 bis 3 Jahren sprechen können.

Schließlich sei noch auf die Prognose einiger Defektheilungen hingewiesen.

Gröbere Störungen des Hörvermögens wurden während der Kombinationstherapie mit Streptomycin und PAS, die noch größere intrathekale Streptomycingaben erforderte, in etwa 40 bis 50% aller Fälle gesehen. Regelmäßige audiometrische Nachuntersuchungen ergaben, daß diese Einschränkungen zum Teil rückbildungsfähig waren. Seit der Kombination von Streptomycin mit INH kann man die intrathekalen Streptomycindosen so weit herabsetzen, daß sich nur noch gelegentlich audiometrisch faßbare Störungen in der Wahrnehmung höherer Frequenzen ergeben. Weitere Vorteile ergeben sich wahrscheinlich durch die Anwendung der weniger den N. acusticus schädigenden Streptomycin-Pantothensäure-Verbindungen (Streptothenat).

Lähmungen können sich u.U. wieder völlig zurückbilden. Bei Kindern mit stärkerem Hydrozephalus kann in jedem Stadium der chronischen Meningitis tuberculosa die Zunahme des Kopfumfanges zum Stillstand kommen. Trotz monatelanger Bewußtlosigkeit sind in manchen Fällen keine geistigen und körperlichen Defekte nach genügend langer Behandlung zurückgeblieben. Die Indikation zur neurochirurgischen Behandlung derartiger Kinder sollte deshalb nur mit großer Behutsamkeit gestellt werden.

Therapie: Die Resultate der antibiotischen und Chemotherapie sind um so besser, je frühzeitiger die Diagnose gestellt und mit der Behandlung begonnen wird. Entscheidend sind die ersten 10 Tage nach der Diagnosestellung. Findet man also bei einer entsprechenden Anamnese (Fieber, Kopfschmerzen, Erbrechen, Lungenbefund, positive Tuberkulinreaktion, beginnende meningitische Zeichen, Infektionsmöglichkeit in der Umgebung) eine lymphozytäre Meningitis mit verminderten Zuckerwerten, so ist damit eine ausreichende Indikation – auch ohne Bazillennachweis – zur Einleitung der antituberkulösen Behandlung gegeben.

Die früher von zahlreichen Autoren zur Behandlung der Meningitis tuberculosa mitgeteilten Schemata mit Verwendung von Streptomycin, allein oder in Kombination mit Thiosemicarbazon und PAS, sind nach der Einführung des INH überholt. Heute wird man die Therapie etwa nach folgenden Gesichtspunkten leiten:

Nach allen experimentellen und klinischen Erfahrungen ist die beste und sicherste Wirkung auf die Tuberkelbazillen von zwei antituberkulös wirksamen Substanzen zu erwarten. Man wird also bei der Meningitis tuberculosa Streptomycin und INH gleichzeitig anwenden.

Während der ersten 2 bis 4 Wochen erhalten die Kinder:

Intrathekal: Streptomycin täglich 20 bis 60 mg je nach Alter. Dihydrostreptomycin darf wegen der häufigen Akustikusschäden nicht intrathekal gegeben werden.

Intramuskulär: Streptomycin täglich 40 mg/kg Körpergewicht, jedoch nicht über 1,0 g.

Per os: INH 7 bis 8 mg/kg täglich, in schweren Fällen bis 10 mg/kg. Bei dieser oralen Gabe tritt genügend INH in den Liquorraum über.

KLEINSCHMIDT und andere Autoren geben auch INH intrathekal in einer Dosierung von 1 mg/kg und führen diese Behandlung über 3 Monate fort. Um Herxheimersche Reaktionen zu vermeiden, suche man sich während der ersten Tage ebenso wie bei der Miliartuberkulose mit der kombinierten Streptomycin-INH-Behandlung einzuschleichen.

Ist unter dieser Behandlung nach etwa 4 bis 6 Wochen das Fieber abgeklungen, haben sich die Zellschwankungen im Liquor beruhigt und ist die Zellzahl auf fast normale Werte (etwa 20 bis 30 Zellen) abgesunken, können die intrathekalen Streptomycingaben abgesetzt werden. Die weitere Behandlung mit Streptomycin i.m. und INH per os wird noch so lange fortgesetzt, bis sich die Liquorwerte praktisch normalisiert haben. Von diesem Zeitpunkt ab wird man noch 6 Wochen lang Streptomycin mit verminderter Dosis (25 mg/kg/die) i.m. und INH für 12 Wochen per os geben. Nach dem Weglassen des Streptomycins tritt die PAS (0,2 bis 0,3 g/kg/die) an seine Stelle.

Im ganzen gesehen ergab sich gegenüber den früheren Erfahrungen unter dieser kombinierten Therapie mit Streptomycin und INH eine wesentlich schnellere Rückbildung der Meningitis tuberculosa.

Falls Kinder schon somnolent zur Behandlung eingewiesen werden, haben JACCARD und andere Autoren neuerdings Gaben von Cortison neben einer intensiven antituberkulösen Therapie empfohlen. Dabei wird anfänglich diejenige Menge an Cortison verabfolgt, die zur Afebrilität notwendig ist (etwa bis 100 mg in den ersten Tagen), dann geht man in der Dosierung auf kleine tägliche Gaben von etwa 25 mg/die per os zurück. Diese Mengen gibt man so lange, bis die Liquorpleozytose und eventuelle Lähmungen weitgehend zurückgebildet sind, was Monate in Anspruch nehmen kann. Von Zeit zu Zeit und vor allem am Schluß der Cortisontherapie müssen kleinere ACTH-Stöße gegeben werden, um eine Atrophie der Nebennierenrinde zu verhüten. Daneben sind die üblichen Kautelen der Cortison- und ACTH-Therapie wie kochsalzarme, aber kaliumreiche und eiweißreiche Diät zu beachten.

Die Therapie der Meningitis tuberculosa mit INH allein ohne Kombination mit Streptomycin ist nach unserer Ansicht abzulehnen, da gerade bei dieser Erkrankung eine optimale und schnelle Wirkung erreicht werden muß. Auch ist die Gefahr primär gegen INH resistenter Tuberkelbazillenstämme zunehmend gegeben. Im Hinblick auf die toxische Wirkung des Streptomycins erscheint eine ausschließliche INH-Behandlung ebenfalls nicht notwendig, da durch die Kombination von Streptomycin mit INH soviel Streptomycin eingespart werden kann, daß eine Hörschädigung, abgesehen von der durch den tuberkulösen Prozeß selbst verursachten, kaum mehr beobachtet wird.

Ein partieller oder totaler Block der Liquorzirkulation durch Verklebungen im Subarachnoidalraum scheint seit der Einführung des INH und seit der Verringerung der intrathekal gegebenen Streptomycindosen seltener geworden zu sein. In diesen Fällen muß man gleichzeitig subokzipital und lumbal weiterbehandeln. Weber und Kumin sahen Gutes von der intrathekalen Anwendung der Streptokinase.

Rezidive der Meningitis tuberculosa können anscheinend auch unter der kombinierten Behandlung noch vorkommen, sind aber wesentlich seltener geworden.

Ausdrücklich hervorgehoben sei noch, daß auch bei der heutigen Therapieform jede Behandlung einer Meningitis tuberculosa durch die fortwährende Prüfung des Hörvermögens im Audiometer kontrolliert werden muß. Nur auf diese Weise lassen sich beginnende Hörschädigungen der hohen Frequenzen frühzeitig genug erkennen, so daß man das Streptomycin rechtzeitig absetzen kann. Erfahrungsgemäß wird der sich ankündigende Hörverlust während der nächsten Monate noch größer. Würde man also mit intrathekalen Gaben von Streptomycin weiterbehandeln, bis eine Einschränkung des Hörvermögens in der Umgangssprache zu erkennen ist, kommt man zu spät und es entwickelt sich eine erhebliche Schwerhörigkeit, die die spätere soziale Einordnung des Kindes unendlich erschwert. In Einzelfällen mag allerdings der Hörverlust auch auf den tuberkulösen Prozeß selbst zurückzuführen sein.

An die Ausheilung einer Meningitis tuberculosa nach der ersten intensiven Behandlung muß sich eine längere Beobachtungszeit anschließen. Nach allgemeiner Erfahrung muß diese bei Kindern stationär durchgeführt werden und etwa 6 bis 12 Monate klinische Symptomfreiheit mit häufig kontrollierten normalen Liquorverhältnissen umfassen. Nur so ist man in der Lage, allfällige Rezidive rechtzeitig zu erfassen und sofort abzufangen.

Die zusätzliche, ebenfalls sehr wichtige Therapie der Meningitis tuberculosa besteht aus einer reichlichen Ernährung mit genügender Zufuhr aller Vitamine. Das lange, schwere Krankenlager stellt an die Pflege höchste Anforderungen.

Abschließend kann nicht genug vor der Ansicht gewarnt werden, daß sich die Therapie der Meningitis tuberculosa überhaupt schematisch festlegen läßt. Sie erfordert stets eine reiche Erfahrung, die nur an größeren Behandlungszentren im Laufe der Jahre erworben und weitergegeben werden kann. Diese Behandlungszentren der Meningitis tuberculosa sollten deshalb unbedingt erhalten bleiben.

LITERATUR

Catel: Lehrbuch der Tuberkulose des Kindes und des Jugendlichen, Stuttgart 1954.
Custodis und Heinemann: Klin. Mbl. Augenhk. *114*, 356 (1949).
Garsche und Souchon: Arch. Kinderhk. *138*, 113 (1950).
Hansen und Janssen: Tbk.arzt 3 (1955).
Jaccard: Kongr. Schweiz. Ges. Inn. Med., Genf 1955.
Janssen und Wilms: Kinderärztl. Praxis, Leipzig, H. 11 (1953).
Kleinschmidt: Beitr. Klin. Tbk. *110*, 95 (1953).
Müller, D.: Beitr. Klin. Tbk. *109*, 516 (1953).
Müller, R. W.: Der Tuberkuloseablauf im Körper, Stuttgart 1952.
Rich und McCordock: in Rich, The Pathogenesis of Tuberculosis, Springfield 1946.
Simon, G.: Beitr. Klin. Tbk. *93*, 285 (1939).
Schmid, F.: Die generalisierten Tuberkulosen, Stuttgart 1951.
Weber und Kumin: Unsere Erfahrungen über die moderne Behandlung der Miliartuberkulose und der Meningitis tuberculosa im Kindesalter, Bern und Stuttgart 1955.

III. Die Formen der Erwachsenentuberkulose

Im Gegensatz zu den bisher beschriebenen tuberkulösen Primär- und Sekundärerkrankungen handelt es sich bei dem „tertiären" Stadium der Lungentuberkulose um das Wiederaufflackern alter, latenter Herde (z. B. Simonsche Spitzenherde) oder um exogene Reinfektionen, die auf schon allergisches Gewebe treffen. In der Pathogenese spielen weiterhin die endokrinen Reifungsvorgänge der Pubertät und die damit verknüpfte Labilität der angeborenen und erworbenen Immunität eine Rolle. Bedingt durch die vom übrigen Körper bereits erworbene relative Immunität besteht im tertiären Stadium nicht mehr die große Neigung zu hämatogenen Streuungen, die die rein kindlichen Tuberkuloseformen auszeichnet. Der tuberkulöse Prozeß ist vielmehr nur noch in *einem* Organ des Körpers, meist in der Lunge, progredient. Die übrigen Organe befinden sich in einem Zustand relativer Immunität. Auch fehlen die großen, verkästen Lymphknoten des 1. und 2. Stadiums und hämatogene oder lymphogene Absiedlungen sind im 3. Stadium weniger häufig. Die Infektion breitet sich jetzt vor allem intrakanalikulär auf den vorgebildeten Wegen des Bronchialsystems aus. Das histologische Bild wird weniger durch die Läsionen der Primärtuberkulose, sondern mehr durch produktive Vorgänge mit großer Tendenz zur Kavernenbildung und Einschmelzung bestimmt.

Im allgemeinen bekommt der Pädiater diese Formen der Erwachsenentuberkulose seltener zu Gesicht. Sie werden nur bei älteren Kindern in der Präpupertät etwa vom 10. bis zum 15. Lebensjahr und später beobachtet. Farbige Rassen ausgenommen, kommen unterhalb dieser Altersgrenze in normalen Zeiten diese Formen kaum vor. Die Erfahrung lehrt jedoch, daß durch die Kombination von langdauernder Unterernährung mit massiver Superinfektion auch jüngere Kinder in dieser Art erkranken können.

Trotz ihrer relativen Seltenheit im Kindesalter ist die Frühdiagnose dieser Fälle außerordentlich wichtig: Unter heftiger Gewebsreaktion können sich bei diesen Kindern aus alten Streuherden Infiltrate mit großer Einschmelzungstendenz entwickeln. Kavernenbildung mit rascher bronchogener Aussaat in andere Lungenlappen ist die Folge. Symptomatologie und Verlauf unterscheiden sich kaum von dem vom Erwachsenen her bekannten Bilde.

Hier sollen von den Formen der Tertiärtuberkulose nur die zwei wichtigsten Krankheitsbilder besprochen werden: das Frühinfiltrat und die chronische Phthise der Lungen.

1. Das Frühinfiltrat

Der Name „Frühinfiltrat" wurde zuerst von Assmann vorgeschlagen. Vom pädiatrischen Standpunkt aus müßte man diesen Prozeß eigentlich als „Spätinfiltrat" bezeichnen, da er eine letzte, allerdings neue Herdbildung im Ober- und Mittelgeschoß einer schon früher tuberkulös erkrankten Lunge darstellt.

Ausgangspunkte der Frühinfiltrate sind meist ältere tuberkulöse Spitzenherde, die pathologisch-anatomisch von Huebschmann, röntgenologisch und klinisch zuerst von Simon (s. Abb. 35) beschrieben worden sind.

Das Frühinfiltrat mit seiner oft ungünstigen Prognose muß bei Kindern vor allem von den gutartigen, sich spontan zurückbildenden Komplikationen der Primärtuberkulose abgegrenzt werden. Neben der Seltenheit des Frühinfiltrates kann das Alter als Anhalt dienen: Primärtuberkulosen und ihre Komplikationen werden meist vor dem 10. Lebensjahr beobachtet, Frühinfiltrate fast immer erst nach diesem Zeitpunkt. Auch sind bei Frühinfiltraten die Bronchiallymphknoten nicht beteiligt.

Symptome: Anamnese und Klinik lassen leider bei der Diagnose oft im Stich. Manchmal können geringe Temperaturen oder auch kurzdauerndes hohes Fieber mit mäßiger Störung des Allgemeinbefindens (Husten, Appetitlosigkeit, Gewichtsabnahme) bestehen; mitunter ist auch eine leichte Beschleunigung der BSG und eine Leukozytose mit Linksverschiebung im Blutbild vorhanden. Im spärlichen Sputum finden sich allerdings schon bald Tuberkelbazillen. Falls nicht eine initiale Hämoptoe alarmierend wirkt, werden die geschilderten Symptome leicht als grippaler Infekt fehldiagnostiziert. Oft klärt dann erst die Röntgenuntersuchung des Thorax die Diagnose.

Röntgenbefund: Im Röntgenbild findet man im Spitzen- oder Oberfeld, oft infraklavikulär in der Gegend der ersten Rippe gelegen, eine wolkige, weiche Verschattung in Form eines Rundherdes (Abb. 38), die etwa die Größe einer Kirsche haben kann.

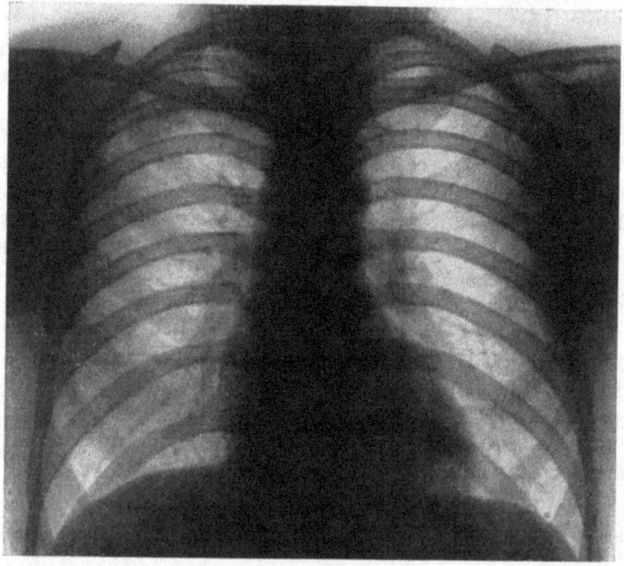

Abb. 38. Frühinfiltrat rechts infraklavikulär

Im Beginn hat die Verschattung keine Verbindung zum Hilus. Sehr selten kann man auch medial in Hilusnähe gelegene Frühinfiltrate beobachten. Bei fortlaufender Röntgenkontrolle des Frühinfiltrates kann dieses mitunter rückbildungsfähig sein: Die Verschattung verschwindet wieder vollständig, kann aber auch indurieren. Die Neigung des Frühinfiltrates zur Verkäsung und kavernösen Einschmelzung ist aber wesentlich häufiger. Von dem Rundschatten aus ziehen dann streifige Schatten zum Hilus, d.h. der Ableitungsbronchus wird durch die tuberkulöse Infektion seiner Schleimhaut sichtbar. Durch Aspirationsaussaaten können sich in seinem Ableitungsgebiet neue Herde ansiedeln; „Tochterinfiltrate“ entwickeln sich aus bronchogenen Streuungen auch auf der anderen Lungenseite.

Diese Tochterinfiltrate können ebenfalls erweichen und aus zahlreichen Einschmelzungen und bronchogenen Streuungen entsteht eine kavernöse, progrediente Phthise.

Diagnose: Das skizzierte Schicksal eines Frühinfiltrates zeigt mit großer Eindringlichkeit, wie wichtig die Frühdiagnose dieser Tuberkuloseform ist. Wird sie rechtzeitig gestellt, so kann die sofort eingeleitete Chemotherapie und Kollapsbehandlung u.U. noch zur Heilung führen. Leider werden aber viele Fälle infolge der geringen Beschwerden zu spät erkannt.

Differentialdiagnose: Hier kommen bei Kindern infolge der häufigen Askarisinfektionen vor allem flüchtige eosinophile Lungeninfiltrate (Abb. 10) in Betracht. Diese imponieren im Röntgenbild als weiche, unscharf begrenzte Verschattungen, die in allen Lungenfeldern lokalisiert sein können. Die weichere Schattenqualität und schnellere Rückbildungsfähigkeit der eosinophilen Infiltrate innerhalb von 8 bis 14 Tagen und die meist gleichzeitig im Blut nachweisbare erhebliche Eosinophilie ermöglicht aber ihre Abtrennung von tuberkulösen Infiltraten. Weitere Verwechslungsmöglichkeiten sind mit tuberkulösen Rundherden (Tuberkulome, s. S. 35), pneumonischen Infiltraten, Lungenabszessen, Lungenzysten und Echinokokkusblasen gegeben. Bei größeren Mädchen kann die Mamilla im Röntgenbild einen intrapulmonalen Rundherd vortäuschen.

Therapie: Die Behandlung des Frühinfiltrates stimmt mit der der Lungenphthise überein.

2. Die chronische Phthise der Lungen

Zur Entwicklung einer chronisch verlaufenden Phthise, der offenen, kavernösen Form der Lungentuberkulose, gehört eine relativ große allgemeine Immunität, die zu ihrer Entwicklung eine gewisse Zeit benötigt. So sieht man diese Tuberkuloseform auch erst nach dem 10. Lebensjahr. Beobachtet man schon vorher phthisische Prozesse, so muß man sich ihre Genese auf andere Weise erklären: In diesen Fällen ist schon der Primärherd eingeschmolzen. Aus der entstandenen Primärkaverne breitet sich die Tuberkulose intrakanalikulär durch die Bronchien aus; es entwickelt sich eine sog. Primärherdphthise. Auch „späte Erstinfektionen“ im Jünglings- oder Erwachsenenalter neigen zu diesen malignen Verläufen.

Ein weiterer wichtiger Weg zur frühzeitigen phthisischen Entwicklung kann von einem Lymphknotendurchbruch mit bronchogener Streuung und käsiger Einschmelzung ausgehen.

Pathologische Anatomie: Die Phthise des Erwachsenen kann die Folge einer Kindheitsinfektion sein, wenn sie sich aus älteren, meist verkalkten, von hämatogenen Streuungen zurückgebliebenen Spitzenherden entwickelt.

Auch bei der Phthise bildet der Tuberkel das gewebliche Substrat. Man unterscheidet aus klinischer und pathologisch-anatomischer Erfahrung die folgenden drei Verlaufsformen, die sich allerdings häufig miteinander kombinieren.

1. *Die exsudative Form*

Die einzelnen Herde gleichen spezifischen, kleinen Bronchopneumonien. Die Tendenz zur Erweichung und Einschmelzung des tuberkulösen Gewebes ist vorherrschend. Der Zusammenfluß zu kleinen käsigen Lobulärpneumonien und die bronchogene Weiterverbreitung des infektiösen Materials aus einer entstandenen Kaverne ist häufig.

2. *Die produktive Form*

Die Herde bestehen anatomisch aus einem Gemisch von interstitiell und intraalveolär gelegenen Knötchen aus Epitheloid- und Riesenzellen mit lymphozytärem Randwall. Das Wachstum dieses tuberkulösen Granulationsgewebes hält sich nicht an die anatomisch vorgebildeten Grenzen; es entwickelt sich aber mitunter im Gebiet eines Azinus als konfluierender azinös-nodöser Herd. Später kommt es durch Schrumpfung zur Dehnung und Emphysembildung im umgebenden Lungengewebe.

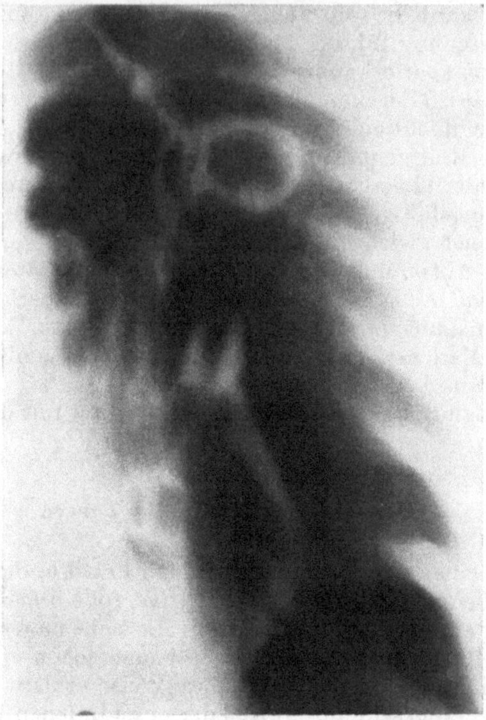

Abb. 39. Kirschgroße Kaverne im linken Oberlappen. Schichtaufnahme. Schichthöhe 4 cm. Rückbildung der Kaverne nach 3 Monaten Ruhebehandlung und Chemotherapie

3. *Die zirrhotische Form*

Hier bestimmen schrumpfende Vorgänge in dem vorher stark gewucherten perivaskulären und peribronchialen Bindegewebe das Bild. Als Folgeerscheinungen sieht man Verziehungen der Mediastinalorgane und des Hilus zum Krankheitsgebiet, Einengung der Zwischenrippenräume und Zwerchfellhochstand auf der erkrankten Seite, sowie schließlich Bronchiektasenbildung in der erkrankten Lunge selbst.

Bei dem voll ausgeprägten Bild der Erkrankung sind nun diese tuberkulösen Herde verschiedenartiger Entwicklungsstadien mit dem eigentlichen anatomischen Substrat der Phthise, der *Kaverne*, kombiniert. Hierbei kann man zwischen zwei Kavernenformen unterscheiden:

a) Die dünnwandige, elastische Kaverne

Meist von runder Form, entsteht diese Hohlraumbildung z.B. nach der Einschmelzung eines Frühinfiltrates. Ihre Wand ist noch nicht bindegewebig umgewandelt, so daß diese im Röntgenbild meist nur als zarter Ring erscheint (Abb. 39). Wird der Ableitungsbronchus durch Granulationsgewebe verlegt, so kommt es zur Resorption der Luft und die Kaverne kann sich schnell völlig zurückbilden. Auch nach der raschen Abstoßung des eingeschmolzenen tuberkulösen Gewebes einer Primärinfiltrierung wurden neuerdings unter der Behandlung mit INH derartige äußerst zartwandige Kavernen beobachtet.

b) Die starrwandige Tertiärkaverne
Bei dieser Form ist die Kavernenwand schon derb-bindegewebig umgewandelt. Das Innere der Kaverne ist von einer mehr oder weniger dichten käsig-nekrotischen Schicht spezifischen Granulationsgewebes ausgekleidet. Elastische Änderungen des Kavernenvolumens und spontane Rückbildungen sind nicht mehr möglich.

Symptome: Ein fortschreitender phthisischer Prozeß verursacht im Gegensatz zum Frühinfiltrat deutliche klinische Erscheinungen. Stets findet man Fieber, oft allerdings nur subfebrile Temperaturen. Ein quälender Husten fördert eitrigen Auswurf zutage, der reichlich Tuberkelbazillen und – bei frischeren Einschmelzungen – auch elastische Fasern enthält. Eine Hämoptoe kann durch Arrosion eines Gefäßes zu mehr oder weniger starkem Blutverlust und – gefährlicher – zu bronchogenen Streuungen führen. Die Kinder fühlen sich matt und leiden unter nächtlichen Schweißen; mit der Zeit wird eine starke Abmagerung sichtbar.

Auffallend ist die oft bis zum Tode euphorische Stimmungslage. Bei der Perkussion und Auskultation hört man über der Lunge grob- bis feinblasige Geräusche, die je nach dem Luftgehalt des umgebenden Lungengewebes klingend oder nur rasselnd hörbar werden. Über den Dämpfungsbezirken der Obergeschosse kann bronchiales Atemgeräusch hörbar sein. Amphorisches Atmen und die übrigen Hohlraumsymptome sprechen für das Vorhandensein größerer Kavernen.

Bei beginnenden phthisischen Prozessen ist es wichtig, diejenigen Kinder, die bei der Auskultation schon aktiv mitwirken können, kräftig anhusten und dann sofort Atemholen zu lassen. Erst durch diesen Kunstgriff wird man mitunter vereinzelte katarrhalische Rasselgeräusche über einem begrenzten Lungenbezirk, der kleine Einschmelzungsherde enthält, hören können.

Röntgenbefund: Bei einer kraniokaudal fortschreitenden Phthise sieht man auf dem Röntgenfilm ein buntes Bild der verschiedenartigsten Verschattungen (Abb. 40).

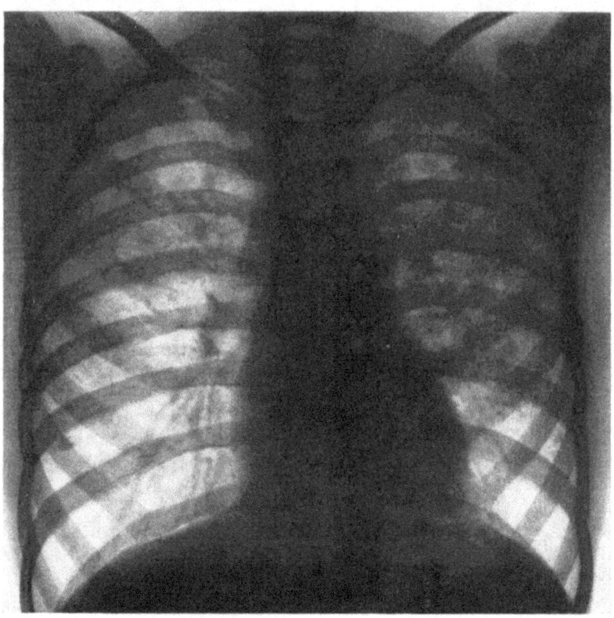

Abb. 40. Doppelseitige kavernöse Phthise. Verkalkter Primärkomplex im rechten Unterlappen

Geschlossene Ringschatten sind von den unscharf begrenzten Verdichtungen exsudativer Prozesse umgeben. Gleichzeitig sind in anderen Gebieten die etwa hirse- bis kirschkerngroßen, rosettenförmigen und relativ scharf begrenzten Schatten produktiver Herde sichtbar. Zirrhotische Formen schließlich imponieren durch mehr oder weniger dichte strahlige Streifenschatten und die Folgen der Schrumpfung und Verziehung.

Eine sichere Beurteilung ist am besten durch den Vergleich einer ganzen Verlaufsserie von Röntgenaufnahmen möglich.

Ringschatten, die im Röntgenbild nicht vollständig sind, aber den Verdacht auf eine Kaverne erwecken, lassen sich mitunter während der Röntgendurchleuchtung durch die Drehung in einen schrägen Durchmesser besser darstellen. Bei Verdacht auf Einschmelzungen empfiehlt es sich, reichlich von Schichtaufnahmen Gebrauch zu machen. Es ergeben sich oft überraschende Kavernenfunde.

Wichtig für die Therapie ist die Beurteilung, ob es sich um einen ein- oder doppelseitigen Prozeß handelt.

Differentialdiagnostisch sind bei den elastischen Kavernen Pneumatozelen nach Pneumonien und andere Ringschattenbildungen, z. B. offene Bronchialzysten, zu erwägen.

Verlauf: Das Schicksal des Phthisekranken hängt von der Ausheilung seiner Kaverne ab. Schließt sich die Kaverne spontan, wie in etwa 5 bis 10% aller Fälle (ALEXANDER, BACMEISTER), so wird damit die Verbindung des tuberkulösen Zerfallsherdes mit dem Bronchiallumen unterbrochen. Weitere bronchogene Streuungen sind danach nicht mehr möglich; das Fortschreiten der Phthise wird aufgehalten. Heilt aber die Kaverne nicht spontan oder nach chirurgischen Maßnahmen aus, so können jederzeit neue Streuungen in benachbarte Lungenbezirke oder auf die andere Seite zustande kommen. Ungünstig für die Prognose sind schließlich auch Tochterinfiltrate, die bei einem noch bestehenden Frühinfiltrat in anderen Lungenfeldern homo- oder kontralateral auftreten. Insgesamt ist – bei einer Unzahl von Entwicklungsmöglichkeiten – der zyklische Verlauf in Schüben, die Bevorzugung des Obergeschosses und das Fortschreiten der tuberkulösen Prozesse in apiko-kaudaler Richtung typisch für die phthisische Form der Lungentuberkulose. Weitere Komplikationen der Phthise sind: Kehlkopf-, Bronchus- und sekundäre Darmtuberkulosen.

Therapie: Das Ziel jeder Phthisebehandlung ist der Schluß der Kaverne, um die Quelle neuer Streuungen zu verstopfen. Zur Beseitigung der Kaverne muß man alle verfügbaren Verfahren nach einem bestimmten Behandlungsplan einsetzen.

a) Die Grundlage der Behandlung ist auch in der antibiotischen und chemotherapeutischen Ära unverändert die Liegekur in freier Luft und die Ernährungstherapie geblieben (HAIZMANN u. a.).

b) Möglichst frühzeitig wird man daneben mit der tuberkulostatischen Therapie beginnen. Gaben eines einzelnen Mittels haben sich nicht bewährt. Nur von einer Kombinationstherapie mit 2 oder auch 3 Medikamenten kann man günstige Resultate erwarten. Man kann z. B. Streptomycin zusammen mit PAS oder in kurzdauerndem Wechsel auch Streptomycin, PAS und INH verordnen. KLEE gibt beim Erwachsenen 10 Tage lang täglich 10 mg/kg INH per os, dazu jeden 3. Tag 1,0 g Streptomycin i. m. und anschließend 5 Tage lang täglich 15 g PAS per os. BERG und SCHRÖDTER empfehlen eine sog. Schaukeltherapie der Lungentuberkulose: Als Basismedikation wird PAS gegeben und gleichzeitig – im monatlichen Wechsel – täglich INH oder Streptomycin.

Diese kombinierte Chemotherapie der phthisischen Prozesse muß über Monate fortgeführt werden. Man sollte noch 6 Monate nach dem Schluß der Kaverne und dem Negativwerden des Sputums weiterbehandeln.

c) Schon während dieser Zeit kann man die kombinierte Chemotherapie durch die Anlage eines Pneumothorax unterstützen. Die Indikation zur Pneumothoraxbehandlung sollte nicht zu zurückhaltend gestellt werden, da die Tuberkelbazillen nach längerer Chemotherapie resistent werden können. Oft ist dann ein neues Aufflackern des tuberkulösen Prozesses die Folge. Nach dem Abschluß der Chemotherapie zurückgebliebene Restkavernen müssen durch chirurgische Maßnahmen wie Pneumolyse, Segmentresektionen und Lobektomien geschlossen oder entfernt werden. Die Indikationsstellung zu diesen Eingriffen hat zahlreiche Gegebenheiten des Einzelfalles zu berücksichtigen und erfordert große Erfahrung.

Wird bei einem phthisischen Prozeß z.B. nach einem Kavernendurchbruch der Pleuraraum infiziert, so entsteht ein spezifisches *Pleuraempyem*. Mischinfektionen mit Staphylo- und Pneumokokken sind dabei nicht selten. Mitunter entwickelt sich durch einen Ventilmechanismus an der Perforationsstelle ein Spannungspneumothorax mit starken subjektiven Beschwerden. Hier wird man zuerst die unter Druck stehende Luft aus dem Thoraxraum durch Punktion entfernen und eine Bülau-Drainage anschließen. Hat sich nach etwa 14 Tagen die innere Fistel im Perforationsgebiet geschlossen, wird intrapleural die Mischinfektion mit Breitspektrum-Antibiotika (z.B. Achromycin) und Sulfonamiden behandelt. Vorher muß jedesmal das Empyem mit physiologischer Kochsalzlösung gespült und entleert werden. Zur Bekämpfung der tuberkulösen Infektion wird man gleichzeitig INH (0,5%ig, GERZANITS) und PAS (10 ccm einer 5%igen Lösung) anwenden. Von Beginn an muß außerdem die übrige orale und i.m. Kombinationstherapie durchgeführt werden.

LITERATUR

ALEXANDER: in HEIN-KREMER-SCHMIDT, Kollapstherapie der Lungentuberkulose, Leipzig 1938.
ASSMANN: Erg. Tbk.forsch. *1*, 115 (1930).
BACMEISTER: Beitr. Klin. Tbk. *67*, 157 (1927).
BERG und SCHRÖDTER: Tbk.arzt 385 (1955).
GERZANITS: Tbk.arzt 15 (1954).
HAIZMANN: Tbk.arzt 723 (1954).
HUEBSCHMANN: Pathologische Anatomie der Tuberkulose, Berlin 1928.
KLEE: Dtsch. med. Wschr. Nr. 18 (1952).
SIMON: in ENGEL-PIRQUET, Handbuch der Kindertuberkulose, Leipzig 1930.

IV. Die Tuberkulose des Magen-Darm-Traktus und des Bauchfells

Beim Erwachsenen kennt man – von Ausnahmen abgesehen – nur die „tertiäre Darmtuberkulose“, die durch das häufige Verschlucken infektiösen Sputums als Folge schwerer, offener Lungentuberkulosen entsteht. Diese eigentliche ulzerierende Darmtuberkulose ist bei Kindern sehr selten und weicht in ihren Symptomen und ihrem Verlauf kaum von dem beim Erwachsenen bekannten Krankheitsbilde ab. Dieses stellt aber nur eine Form der Tuberkulose des Magen-Darm-Kanals dar, die prinzipiell, nach den Stadien des Tuberkuloseablaufs geordnet, auf drei verschiedene Arten zustande kommen kann:

a) Als Fütterungstuberkulose mit intestinalem Primärkomplex,
b) als hämatogene Streuung in den Darm und die zugehörigen Lymphknoten als Teil einer Generalisation und
c) als sputogene Darmtuberkulose.

Beim Kinde stehen die primären Erkrankungen des Darmes und der mesenterialen Lymphknoten sowie die davon ausgehenden lymphogenen, tuberkulösen Peritonitiden weitaus im Vordergrund. Jedes dieser Organsysteme kann isoliert erkranken, jedoch sind Mischformen häufig.

1. Die Tuberkulose der Mesenteriallymphknoten

Diese ist durch eine primäre Fütterungsinfektion mit meist, aber nicht immer bovinen Tuberkelbazillen im Kleinkindesalter besonders häufig. Die anfangs bestehenden Geschwüre der primären Dünndarminfektion heilen im allgemeinen so gut ab, daß später keine Narben mehr sichtbar sind. Häufig liegen die Invasionsstellen der Erreger im unteren Ileum vor der Ileozökalklappe, wo sich der Kotbrei staut und lymphatisches Gewebe in reichem Maße vorhanden ist. Die im Lymphabflußgebiet gelegenen Lymphknoten des Mesenteriums schwellen stark an, verkäsen und verbacken untereinander und sind durch Kompression und Narbenzug die Ursache zahlreicher Beschwerden. Hämatogen entstandene Formen sind klinisch nur durch die Anamnese und den zeitlichen Ablauf der tuberkulösen Infektion (Lungenherde schon vorher vorhanden!) von der Primärkomplexbildung im Darmbereich abzutrennen.

Symptome: Bei einer ausgedehnten Mesenterialdrüsentuberkulose stehen schwere Allgemeinerscheinungen im Vordergrund des Krankheitsbildes. Hohes Fieber und Bauchschmerzen können monatelang in wechselndem Maße vorhanden sein. Durchfälle wechseln mit Verstopfung ab; ileusartige Symptome kommen vor. Toxische Wirkungen führen zur starken Gewichtsabnahme, die durch Resorptionsstörungen des Fettes infolge der Abflußbehinderung des Chylus in den erkrankten Lymphknoten noch gefördert wird. Die Kachexie kann so ausgeprägt sein, daß man von einer „Tabes mesaraica" spricht. Vergrößerte Mesenterialdrüsen lassen sich nur selten tasten. Gut sind dagegen oft die Konglomerattumoren zu fühlen, die durch das Übergreifen des tuberkulösen Prozesses auf das Peritoneum und Netz und durch die ausgedehnten Verklebungen dieser Organe entstehen.

Sie sind besonders häufig in der Ileozökalregion lokalisiert und können Kindskopfgröße erreichen. Die Diagnose kleinerer Lymphknotentumoren wird in manchen Fällen durch die Füllung des Dünndarms mit Kontrastbrei ermöglicht. Komprimiert man während der Röntgendurchleuchtung das Dünndarmgebiet mit dem Tubus, so ergeben die angeschwollenen Lymphknoten runde, pelottenartige Aussparungen im Kontrastbild der Dünndarmschlingen (Lassrich).

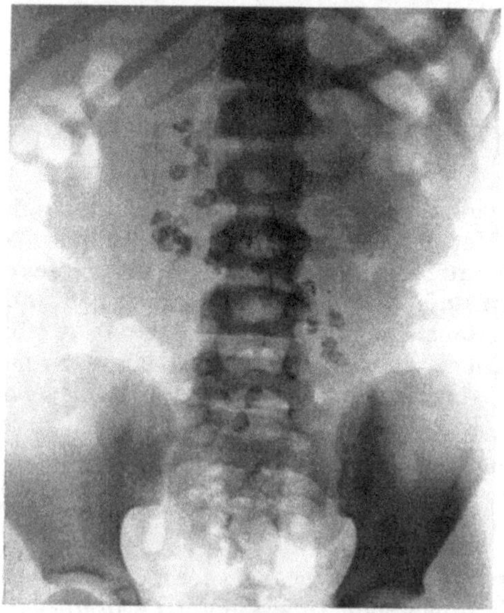

Abb. 41.
Multiple verkalkte Mesenterialdrüsen

Die Tuberkulinempfindlichkeit der Haut braucht bei der Abdominaltuberkulose nur gering entwickelt zu sein. Man sollte deshalb nach der Moro-Probe auch die Mantoux-Reaktionen bis zu den Verdünnungen 1 : 100 und 1 : 10 prüfen.

In vielen Fällen verkalken nach einer Mesenterialdrüsentuberkulose die früheren Nekroseherde in den Lymphknoten, was mindestens 1 Jahr dauert. Diese Kalkeinlagerung bedeutet nicht, daß die tuberkulösen Herde schon völlig inaktiv geworden sind; tödliche Streuungen wurden trotzdem beobachtet. Mit Sicherheit sind derartige Kalkschatten nur auf einer Röntgenaufnahme des Abdomens nachweisbar (Abb. 41). Differentialdiagnostisch muß man Kalkschatten anderer Genese in den Nieren- und Gallenwegen ausschließen.

Differentialdiagnose: Die Diagnose einer Mesenterialdrüsentuberkulose ist oft nicht leicht zu stellen, da die ersten Beschwerden nur allgemeiner Natur zu sein pflegen. Die Anamnese ergibt kolikartige Bauchschmerzen verschiedenartiger Lokalisation, die sich aber nur schwer von den häufigen „Nabelkoliken" neuropathischer Kinder abgrenzen lassen. Unregelmäßige Fieberattacken, Druckschmerz und ein Ileozökaltumor sprechen für Tuberkulose. In der Praxis muß bei diesen Symptomen die akute und chronische Appendizitis differentialdiagnostisch erwogen werden, nicht selten wird erst bei der Operation die richtige Diagnose gestellt. Häufig klagt ein Kind auch bei einer beginnenden Pneumonie oder Pleuritis über Bauchschmerzen. Die Symptome der hier in Frage kommenden Differentialdiagnosen sind in der folgenden Übersicht zusammengefaßt.

Symptome	Nabelkolik	Appendizitis	Pneumonie	Abdominal-drüsentuberkulose
Erbrechen	selten	häufig (80%)	selten	mitunter
Bauchdecken-spannung	fehlt	vorhanden	fehlt	fehlt fast immer
rektaler Zugschmerz	fehlt	vorhanden	fehlt	fehlt fast immer
allgemeines Verhalten	Neuropath	Umherwerfen Unruhe	ruhig Atmung!	ruhig
Temperatur	normal	38° bis 39°	39° bis 40°	37° bis 39°
Leukozyten	normal	10000 bis 20000	20000 bis 50000	10000 bis 20000
Differential-blutbild	normal	Linksver-schiebung	Linksver-schiebung	Lymphozytose oder Linksverschiebung
Dauer der Schmerzen	kurz	andauernde Steigerung	im Beginn, kurz	länger anhaltend, häufige Rezidive

Verlauf: Die Prognose der Mesenterialdrüsentuberkulose ist im allgemeinen gut Selbst umfangreiche Drüsentumoren können sich bei rein konservativer Behandlung vollkommen zurückbilden. Nur in seltenen Fällen bricht eine erweichte Drüse in den Bauchraum durch und hat eine abgekapselte Peritonitis mit Abszedierung, Periomphalitis und Nabelfistel zur Folge.

2. Die Peritonitis tuberculosa

Die aus anatomischen Gründen zu unterscheidenden Typen der Peritonitis tuberculosa, die exsudative und die adhäsiv-knotige Form, können in der Praxis ineinander übergehen. Meist sind sie aber doch so gut voneinander abgegrenzt, daß eine gesonderte Besprechung gerechtfertigt erscheint.

a) Die exsudative Form

Pathologische Anatomie: Auf dem geröteten Peritoneum finden sich miliare Knötchen, die durch hämatogene Aussaat entstanden sind und bei der histologischen Untersuchung aus typischen Tuberkeln bestehen. Das oft in großen Mengen vorhandene Exsudat ist sero-fibrinös, hat einen hohen Eiweißgehalt (4 bis 6 g-%) und gibt die RIVALTAsche Reaktion. Außer auf hämatogenem Wege kann die Infektion des Bauchfells aber auch vom Darm oder von verkästen Lymphknoten des Bauchraumes aus erfolgen. Das dürfte der Fall sein, wenn nur wenige Knötchen in einem umschriebenen Bezirk auf dem Peritoneum sichtbar sind.

Symptome: Die Anamnese ergibt im Beginn häufig nur allgemeine und unklare Beschwerden, erst in späteren Stadien wird von Fieber, Gewichtsabnahme und Anorexie berichtet. Der Beginn kann so schleichend und langsam sein, daß die Mutter des Kindes erst durch die starke Anschwellung des Bauches aufmerksam wird. Der Nabel ist verstrichen; mit dem Undulationsphänomen läßt sich deutlich Flüssigkeit im Bauchraum nachweisen. Die Haut der gespannten Bauchdecken erscheint glänzend. Knöchelödeme können vorhanden sein. Der aufgetriebene Bauch ist durch den krassen Gegensatz zu den dünnen, abgemagerten Extremitäten besonders auffallend. Dieses typische Bild – großer Bauch, abgezehrte Arme und Beine, dazu ein noch volles Gesicht – erlaubt mitunter die Diagnose auf den ersten Blick zu stellen.

Liegen gleichzeitig noch Ergüsse im Herzbeutel oder im Pleuraraum vor, spricht man von einer *Polyserositis tuberculosa.*

Bei voll entwickelter Erkrankung bestehen Fieber, Leibschmerzen und schleimige, übelriechende Durchfälle.

Die BSG ist im Gegensatz zur exsudativen Pleuritis oft nur mäßig beschleunigt.

Differentialdiagnose: Hier muß vor allem die auf den ersten Blick sehr ähnliche Zöliakie ausgeschlossen werden. Durch den Ausfall der Tuberkulinreaktionen, die Symptome des Pseudo-Aszites, die Anamnese, die makro- und mikroskopische Beschaffenheit der Stühle (Masse, Fettgehalt), die Labilität der Gewichtskurve und die sekundären Vitaminmangelerscheinungen läßt sie sich relativ leicht abgrenzen. Differentialdiagnostisch kommen weiterhin die zystische Pankreasfibrose, die Hirschsprungsche Krankheit, Herz- und Nierenkrankheiten (Nephrose), die Leberzirrhose, Zysten und andere Abdominaltumoren in Frage.

b) Die adhäsiv-knotige Form

Pathologische Anatomie: Meist läßt sich kein Exsudat nachweisen (Peritonitis tuberculosa sicca). An einer oder auch an mehreren Stellen des Bauches kann man verschieden große Konglomerattumoren tasten, die aus verkästen Lymphknoten, Netzteilen und damit verbackenen Darmschlingen und Anteilen des Peritoneums bestehen. Besonders häufig ist die Ileozökalgegend befallen, aber auch im Epigastrium sind diese Tumoren als wurstförmige Resistenz (Netztuberkulose) zu finden.

Symptome: Die fibrinösen Verwachsungen des Peritoneums können Abknickungen und Darmstenosen verursachen, die sich klinisch unter Schmerzen als Meteorismus, Darmsteifungen und dauernder Wechsel zwischen Durchfall und Obstipation bemerkbar machen. Selbst ein Ileus kann auf diese Weise entstehen. Die Indikanprobe im Urin ist oft positiv.

Mit Hilfe des Pneumoperitoneums lassen sich die Tumoren im Röntgenbild noch etwas genauer lokalisieren. Volumeneinengungen, Verfestigungen der Darmwand, Beziehungen der Tumoren zum Darm und tuberkulöse Darmulzera können bei der Kontrastdarstellung des Kolons mit Bariumbrei sichtbar gemacht werden (Abb. 42).

Verlauf: Die Prognose aller Formen der abdominalen Tuberkulose wurde durch zahlreiche Komplikationen getrübt, von denen als wichtigste zu nennen wären: die Perforationsperitonitis nach einem durchgebrochenen tuberkulösen Darmgeschwür, die Kotfistel nach abgekapselter Perforation durch die Bauchwand, die Tabes mesaraica, die hämatogene Streuung und schließlich – selten – bei gleichzeitiger Darmtuberkulose mit weitgehender Schleimhautzerstörung eine sekundäre Pellagra. Durch die Entwicklung der modernen Prophylaxe und Therapie sind diese Ausgänge seltener geworden.

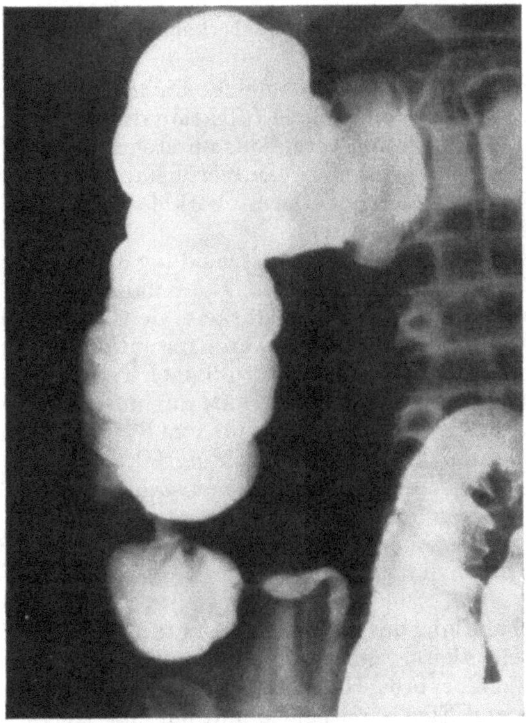

Abb. 42. Ileozökaldrüsentuberkulose mit Stenose

Therapie:

1. Mesenterialdrüsentuberkulose

Bei der unkomplizierten Form dieser Erkrankung ist außer einer längeren Allgemeinbehandlung (Ruhe, Ernährung, Klima) keine weitere Behandlung notwendig.

2. Peritonitis tuberculosa

a) Exsudative Form

Man sollte nur größere Ergüsse bei ernsthaften Verdrängungserscheinungen punktieren und eine konservative Behandlung mit Streptomycin (i. m., eventuell auch intraperitoneal) und INH per os versuchen. Meist entfiebern die Kinder in etwa 2 Wochen, der Aszites wird resorbiert. Der Allgemeinzustand bessert sich rasch. Die Erfolge der medikamentösen Therapie sind um so besser, je älter die behandelten Kinder sind.

Die medikamentöse Behandlung wird durch Bettruhe und eine Freiluftliegekur unterstützt. Für die Ernährung gelten die allgemeinen Grundsätze der Tuberkulosetherapie.

Die früher häufig angewandte Laparotomie wird heute nur noch ausnahmsweise bei Ileuserscheinungen durch Verwachsungen in Frage kommen. Weitere konservative Behandlungsmethoden sind: monatelange und systematische Bestrahlungen mit natürlicher und Höhensonne, Kataplasmen mit Leinsamen, Schmierseifeneinreibungen und Solbäder. Diarrhöen müssen mit Tannin- und Opiumpräparaten behandelt werden. Während dieser Perioden sind die Kinder wie bei einer chronischen Dyspepsie zu ernähren.

b) Adhäsiv-knotige Form

Neben der kombinierten Chemotherapie nimmt hier noch die Röntgenbestrahlung ihren alten Platz ein. Insgesamt sind nach BIRK und SCHALL vier Bestrahlungen in Abständen von 4 Wochen erforderlich. Bei allen Formen der Tuberkulose des Magen-Darm-Kanals ist schließlich eine reichliche Zufuhr von Vitaminen (B-Komplex und besonders Nikotinsäureamid) notwendig.

3. Die Darmtuberkulose

Pathologische Anatomie: Die Ursache einer Darmtuberkulose kann sowohl eine hämatogene Streuung als auch eine lokale Infektion durch das verschluckte Sputum sein. Im Ileum, Zökum und Colon ascendens entstehen ausgedehnte Ulzerationen, die in der Folge zu Vernarbungen mit Wandverdickungen, Stenosen und Ileozökaltumoren führen. Die rein sputogene Darmtuberkulose sieht man nur im späteren Kindesalter bei phthisischen Prozessen.

Symptome: Starke Durchfälle mit Ausscheidung von Schleim, Eiter und Blut deuten auf eine Beteiligung des Darmes hin. Die Kinder klagen über Tenesmen und kolikartige Bauchschmerzen. Auch eine stärkere Gewichtsabnahme, die größer ist als nach dem Lungenbefund zu erwarten wäre, spricht für eine zusätzliche Erkrankung des Darmes. Der Eiweißnachweis im Stuhl nach Triboulet und die Bestimmung der Katalase sind nach der Ansicht von BOEHM nur unsicher für die Diagnose einer Darmtuberkulose zu verwerten. Tuberkelbazillen im Stuhl können aus verschlucktem Sputum stammen. Bei der Röntgenuntersuchung fallen Füllungsdefekte im Kolon (STIERLIN-Symptom) auf, die auf einer Passagebeschleunigung des Kontrastmittels oder auf einem Nichthaften in den erkrankten Darmabschnitten beruhen. Tuberkulöse Darmgeschwüre verursachen Aussparungen, die sich mit Kontrastbrei füllen und neben gleichzeitigen Ödemen und Infiltrationen das gewohnte Bild des Schleimhautreliefs verändern.

Therapie: Die Behandlung der Durchfälle ist mitunter dringlich. Bei eiweißreicher Kost mit viel magerem Fleisch, Quark und Plasmon (keine Milch!) müssen alle blähenden Speisen wie Vollkornbrot, Hülsenfrüchte, Kraut und Kohl vermieden werden. Dagegen sind Butter und Eigelb, Obstsäfte und purierte Gemüse erlaubt. Weiterhin wird man eine Beeinflussung der Durchfälle mit Carbo medicinalis, Tannalbin und Tinct. opii simpl. (nicht bei Säuglingen geben, Kleinkinder 1 bis 3 Tropfen täglich, Schulkinder 3 bis 6 Tropfen täglich) versuchen. Kolikschmerzen lassen sich durch feuchtwarme Umschläge auf den Leib und durch Gaben von Bellafolin oder Buscopan lindern.

Die Thiosemicarbazone (Conteben) und INH sind besonders gut für die Behandlung von Schleimhauttuberkulosen geeignet. Sie werden in der üblichen Dosierung per os gegeben. Einen empfindlichen Tuberkelbazillenstamm vorausgesetzt, hat die Darmtuberkulose durch diese moderne Chemotherapie viel von ihrem früheren Schrecken verloren.

LITERATUR

BOEHM: Beitr. Klin. Tbk. *105*, 11 (1951).

BIRK und SCHALL: Behandlung der Kinderkrankheiten mit Ultraviolett- und Röntgenstrahlen, Berlin–Wien 1932.

LASSRICH: Zschr. Kinderhk. *73*, 319 (1953).

V. Die Pericarditis tuberculosa

Pathologische Anatomie: Die Blätter des Herzbeutels können durch Fortleitung von einem benachbarten tuberkulösen Herd aus oder durch eine hämatogene Aussaat spezifisch entzündlich erkranken. Die Perikarditis kann dabei bazillär (mit tuberkulösem, eventuell verkalkendem Granulationsgewebe) oder nur tuberkulotoxisch bedingt sein. Im Kindesalter ist die letztere Form mit starker Exsudatbildung am häufigsten.

Nicht selten bleiben nach der Heilung einer Perikarditis ausgedehnte bindegewebige, später schrumpfende Verwachsungen der beiden Perikardblätter (Concretio) zurück. Gleichzeitige Adhäsionen zwischen Brustwand und Perikard (Accretio) und auch Kalkeinlagerungen (Panzerherz) kommen vor. Als Spätfolge kann sich weiterhin eine derbe, perikarditische PICKsche Pseudoleberzirrhose (Zuckergußleber) entwickeln.

Symptome: Die Kinder fiebern und klagen über stechende Schmerzen und Beklemmungsgefühl in der Herzgegend. Ein stärkerer Erguß führt zu Dyspnoe und Zyanose. Ist die Exsudatmenge noch gering, so hört man über der Herzbasis häufig ein ohrnahes, perikarditisches Reiben, eventuell in 2 Absätzen, das durch die Reibung der Fibrinauflagerungen während der Herzaktion entsteht. Diese Geräusche sind bei größeren Flüssigkeitsansammlungen im Herzbeutel nicht mehr hörbar; die Herztöne werden ebenfalls leiser. Durch den Erguß im Herzbeutel wird das Herz in seiner Aktion behindert. Es kommt zur Herztamponade, die eine venöse Einflußstauung mit stärkerer Zyanose, hervortretenden Halsvenen, Lebervergrößerung und Dyspnoe zur Folge hat. Mitunter können die Kinder nur noch mit deutlicher Atembehinderung im Bett sitzen und sich nicht mehr hinlegen. Der Herzspitzenstoß ist nicht mehr tastbar und geht in der Herzdämpfung unter. Perkutorisch und röntgenologisch läßt sich in diesem Stadium eine auffallende Verbreiterung der Herzfigur nach beiden Seiten nachweisen (Abb. 43).

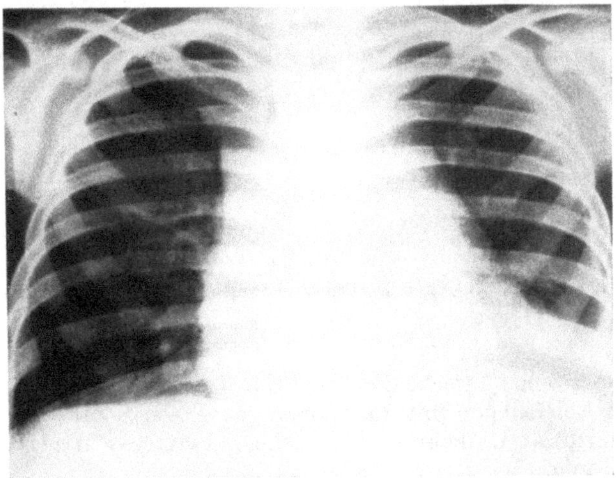

Abb. 43. Pericarditis tuberculosa exsudativa vor der Operation. Gleichzeitig Pleuritis exsudativa links

Auch ein Pulsus paradoxus (inspiratorisches Kleinerwerden) läßt sich mitunter tasten, ist aber bei unruhigen Kindern nicht leicht festzustellen.

In gleicher Weise wie die Herztamponade kann nach dem Abklingen der akuten Erscheinungen die allmähliche Schrumpfung des entstandenen Bindegewebes zur Umklammerung des Herzens mit nachfolgender Stauung im venösen System führen. Die systolische Einziehung der Brustwand über der Herzspitze deutet auf die Entwicklung einer Accretio pericardii hin.

Umfangreiche Ergüsse mit Dyspnoe, Zyanose, unregelmäßigem Puls und Abfall des systolischen Blutdrucks müssen punktiert werden, um das Kind zu entlasten und eine eitrige Perikarditis (Blutbild!) auszuschließen.

Methodik: Der eigentlichen Punktion mit einer dicken Kanüle muß eine Probepunktion mit einer kleineren Spritze und dünnen Kanüle vorausgehen. Man sticht im 4. oder 5. Interkostalraum außerhalb des Spitzenstoßes, aber noch 1 bis 2 cm innerhalb der äußersten linken Dämpfungsgrenze ein und schiebt die Kanüle nach sagittal und gleichzeitig etwas nach medial unter steter Aspiration mit der Spritze vor. Erhält man Exsudat, wird anschließend auf dem gleichen Wege nochmals mit einer starken Punktionsnadel eingegangen.

Der Eingriff ist leicht und gefahrlos und wirkt sich durch die Entlastung des komprimierten Herzens sehr günstig auf den Kreislauf aus.

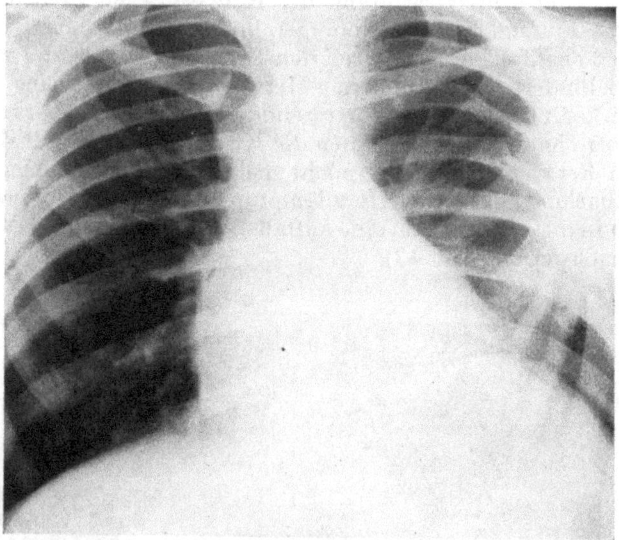

Abb. 44.
Gleicher Fall wie Abb. 43. Nach Perikardiektomie fast normale Leistungsfähigkeit

Elektrokardiogramm: Frische Perikarditis: Tachykardie, Niederspannung, ST-Hebung in allen Ableitungen (mit nach oben gezogenen S-Zacken).

Ältere Perikarditis: Umkehr der T-Zacke, ST-Strecke nähert sich wieder der isoelektrischen Linie.

Chronische schwielige Perikarditis: Niederspannung, flache oder negative T-Zakken, im Lagerungsversuch kein Wechsel der Herzachse, da das Herz fixiert ist.

Verlauf: Die Vorhersage ist absolut ungünstig, wenn das Herz nicht aus der bindegewebigen Umklammerung durch die Operation befreit wird. Durch die intensive medikamentöse Vorbereitung der Operation mit tuberkulostatischen Stoffen kann man heute auch tuberkulöse Verwachsungen operativ angehen.

Therapie: Neben der rein symptomatischen Behandlung mit Bettruhe, Diuretika und eventuell Entlastungspunktionen wird man versuchen, sofort nach der Diagnosestellung größere Verwachsungen durch eine intensive kombinierte Chemotherapie der Tuberkulose zu vermeiden (Boyd). Falls sich trotzdem der Ausgang in eine chronische adhäsive Perikarditis nicht verhindern ließ, wird das Kind bis zur wahrscheinlichen Inaktivität des Prozesses weiterbehandelt. An diesem Zeitpunkt muß dann das Herz aus seinen Narbenschalen durch die Perikardiektomie befreit werden (Janssen und Wilms). Bei genügender Vorbehandlung findet man kein oder kaum mehr tuberkulöses Gewebe in der dicken, das Herz umgebenden Narbenschicht. Bei nicht zu später, erfolgreicher Operation ist die Prognose dann trotz der tuberkulösen Genese nicht ungünstig (Abb. 44).

LITERATUR

Boyd: Amer. J. Dis. Child. *86*, 293 (1953).
Janssen und Wilms: Kinderärztl. Praxis, Leipzig 60 (1954).

VI. Die Tuberkulose der Halslymphknoten

Die häufigste Tuberkuloseerkrankung der peripheren Lymphdrüsen, die Halslymphknotentuberkulose, kommt ebenso wie die Abdominaltuberkulose meist durch eine Fütterungsinfektion zustande; die hämatogene Entstehung ist seltener. Am häufigsten erkranken die Drüsen zu beiden Seiten des Sternokleidomastoideus, dann diejenigen am Kieferwinkel und die submandibulär und aurikulär (Ohrtuberkulose!) gelegenen Lymphknoten. Die erkrankten Drüsen sind Teil eines Primärkomplexes und stehen durch direkte Lymphbahnen mit dem Primärherd in Verbindung. Man bekommt den in der Mund- oder Rachenhöhle lokalisierten Primärherd (Schleimhaut, Tonsillen, Zähne) allerdings nur selten zu Gesicht, da er klein ist und schnell abheilt. Wenn die Drüsenerkrankung sichtbar wird, ist er meist schon nicht mehr nachweisbar.

Auch in allen Fällen abdominaler Tuberkulose sollte man die Halsregion nach tastbaren Lymphomen absuchen, da bei der Fütterungsinfektion multiple Primärkomplexbildungen häufiger vorkommen.

Schwellungen der subokzipitalen und nuchalen Lymphknoten sind nur in Ausnahmefällen tuberkulös bedingt.

Eine zuerst nur einseitige Halsdrüsentuberkulose kann auf dem Lymphwege auf die andere Halsseite übertragen werden.

Symptome: Tuberkulöse Halsdrüsentumoren sind häufig trauben- oder kettenförmig angeordnet. Die einzelnen Lymphknoten können dabei bis zum Volumen einer Kirsche oder Pflaume anschwellen und mitunter sogar die Größe einer Männerfaust erreichen. Sie sind derb und hart, rund, verschieblich, gut voneinander abgrenzbar und meist indolent. Akute und schmerzhafte Halsdrüsenschwellungen sind im allgemeinen nicht tuberkulöser Natur, wenn auch die Tuberkulose einmal unter diesem Bilde verlaufen kann. Erst in späteren Stadien verwachsen die Drüsen mit ihrer

Unterlage und mit der Haut. Sie können verkäsen und erweichen (Fluktuation!). Nach starker Rötung der darüberliegenden Haut kann der Eiter unter Fistelbildung nach außen durchbrechen. Einbrüche erweichter Drüsen in den Pharynx sind ebenfalls beschrieben worden.

Die fistelnde Halsdrüsentuberkulose bietet ein charakteristisches klinisches Bild: Die oft multiplen Fisteln sind in typischer Weise tief eingezogen und hinterlassen nach der Abheilung bizarre Narben, die noch jahrelang sichtbar bleiben können. In der Umgebung der Fistelöffnungen entstehen in manchen Fällen größere Skrofuloderme. Während des gesamten Krankheitsprozesses, vor allem im Stadium der Einschmelzung und Eiterung, kann man bei den Kindern Anorexie, Fieber und Gewichtsabnahme beobachten. Tuberkelbazillen lassen sich in dem grünlichen, dünnflüssigen Fisteleiter mikroskopisch und kulturell nur selten nachweisen; meist findet sich eine bunte Mischflora. Trotzdem muß man den Eiter als infektiös ansehen und beim Verbinden und beim Aufenthalt des Kindes in der Familie die notwendigen Vorsichts- und Desinfektionsmaßnahmen berücksichtigen.

Differentialdiagnose: Tuberkulöse Halsfisteln sind mit lateralen oder medialen Kiemengangsfisteln verwechselt worden. Größere differentialdiagnostische Schwierigkeiten können die nicht erweichten tuberkulösen Lymphome des Halses bereiten, da das gleiche Bild auch von einer ganzen Reihe anderer, unspezifischer Erkrankungen hervorgerufen werden kann. Hier kommen in Frage: Leukämie (Knochenmark!), Lymphogranulomatose (Probeexzision), PFEIFFERsches Drüsenfieber (typisches Blutbild, Reaktion nach HANGANATZIU-DEICHER Scharlach (Hautschuppung!), Röteln (okzipitale Drüsen, Blutbild), Impetigo und Pyodermien im Quellgebiet der Halslymphknoten und besonders die so zahlreichen kleinen Lymphome, die am Hals nach rezidivierenden Infekten der oberen Luftwege entstehen und zurückbleiben können. Diese Polymikroadenie kann schon normalerweise bei entsprechend disponierten Kindern (Dystrophie, Rachitis, exsudativ-lymphatische Diathese) vorhanden sein. Das wichtigste differentialdiagnostische Kriterium ist in allen Fällen der Ausfall der Tuberkulinproben. Auch Kalkschatten im Röntgenbild der Halsweichteile sprechen für eine tuberkulöse Genese (Abb. 45).

Verlauf: Die Prognose der Lymphknotentuberkulose kann man im allgemeinen als relativ gut bezeichnen. Miliare und meningeale Streuungen entwickeln sich nur selten.

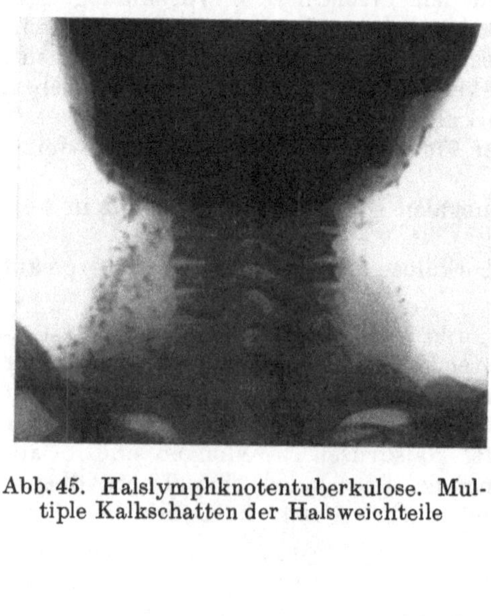

Abb. 45. Halslymphknotentuberkulose. Multiple Kalkschatten der Halsweichteile

Therapie: Tuberkulöse Halslymphome können nach ihrer Genese als die einem Primärherd der Gaumen- oder Rachentonsillen zugehörigen Drüsenschwellungen im Rahmen des Primärkomplexes aufgefaßt werden. Man hat deshalb die chirurgische Entfernung der Gaumen- und Rachenmandeln, also die Exstirpation des Primärherdes vorgeschlagen. Dabei ist aber zu bedenken, daß tuberkulöse Primärherde auf Schleimhäuten meist schnell abheilen und die gleichzeitige und bleibende Drüsenerkrankung durch diese Maßnahme nicht beeinflußt wird. Zur Tonsillektomie ist deshalb nur bei tuberkuloseverdächtigen oder chronisch veränderten Gaumen- oder Rachenmandeln zu raten.

Falls die Lymphknoten noch hart und derb sind, kommt die lokale Röntgenbestrahlung in Frage. Sie soll die Umwandlung des käsigen in fibröses Gewebe bewirken. SIMON und WEINGÄRTNER konnten in etwa 20% der Fälle Erfolge der Röntgenbestrahlungen feststellen.

Die Chemotherapie vermag in den meisten Fällen verkäste Halslymphknoten nicht allein zur Rückbildung zu bringen. Sie kann aber zur Unterstützung der übrigen Methoden herangezogen werden.

Sind die Lymphknoten schon erweicht, ist Fluktuation und Rötung der darüberliegenden Haut vorhanden und stehen die tuberkulösen Abszesse kurz vor der Perforation, so empfiehlt sich die Punktion mit dicker Kanüle von oben weit durch gesundes Gewebe. Man saugt den grünlichen Eiter ab und versorgt die Abszeßhöhle mit Streptomycin- oder 2%iger INH-Lösung.

Bei ausgedehnten oder resistenten Fällen ist zur elektrochirurgischen Entfernung aller tuberkulösen Lymphknoten unter Streptomycinschutz zu raten. BRÜGGER konnte mit dieser Methode größere Erfahrungen mit guten kosmetischen Resultaten sammeln. Skrofuloderme sollten zur Prophylaxe eines Hautlupus ebenfalls exzidiert werden.

Alle Maßnahmen müssen sich auf den Grundlagen der allgemeinen Tuberkulosetherapie (Ruhe, Klima, Ernährung) aufbauen.

LITERATUR

BRÜGGER: Die elektrochirurgische Behandlung der Tuberkulose, Stuttgart 1949.
SIMON und WEINGÄRTNER: Tbk.arzt 322 (1955).

VII. Die Skrofulose

Nach ESCHERICH, CZERNY und MORO ist die Skrofulose das Resultat einer allergischen Reaktion von Haut, Schleimhäuten und lymphatischem Apparat auf eine frühzeitige und frische tuberkulöse Infektion, die bei jungen Kindern mit einer exsudativ-lymphatischen Diathese unter dieser besonderen Form verläuft.

Der Begriff der exsudativ-lymphatischen Diathese wurde 1905 von CZERNY aufgestellt, der ihn aus dem altbekannten Krankheitsbild der „Skrofulose“ abtrennte. Es hatte sich nämlich gezeigt, daß auch nichttuberkulöse Kinder zu Katarrhen und Infekten, zu Hyperplasien der lymphatischen Gewebe und zum Ansatz eines pastösen Fettgewebes neigen konnten. Die konstitutionelle Anlage der exsudativ-lymphatischen Diathese ist aber gleichzeitig der Boden, auf dem sich nach einer tuberkulösen Infektion die skrofulösen Symptome entwickeln können.

Nun erkranken aber durchaus nicht alle Kinder mit einer exsudativ-lymphatischen Diathese nach einer tuberkulösen Infektion an einer Skrofulose. Vielmehr müssen noch schlechte hygienische Verhältnisse (Unsauberkeit, Schmutz, Ungeziefer, Hunger) hinzukommen, um die Skrofulose manifest werden zu lassen. Große Experimente, die für diese Theorie sprechen, waren die beiden Weltkriege, in und nach denen die Zahl der skrofulösen Kinder in Deutschland stark anstieg. Mit der Normalisierung der hygienischen Verhältnisse und der Ernährung ist die Skrofulose wieder sehr selten geworden.

Die Skrofulose kommt also durch drei, in innigen Wechselbeziehungen stehende Faktoren zustande:

1. durch eine Tuberkuloseinfektion junger Kinder mit hyperergischem Reaktionsvermögen,
2. durch die primär vorhandene exsudativ-lymphatische Diathese und
3. durch die häufigen Schmutzinfektionen bei Verwahrlosung.

Symptome: Die Diagnose der Skrofulose läßt sich auf den ersten Blick aus der charakteristischen „skrofulösen" Gesichtsbildung (Abb. 46) ablesen.

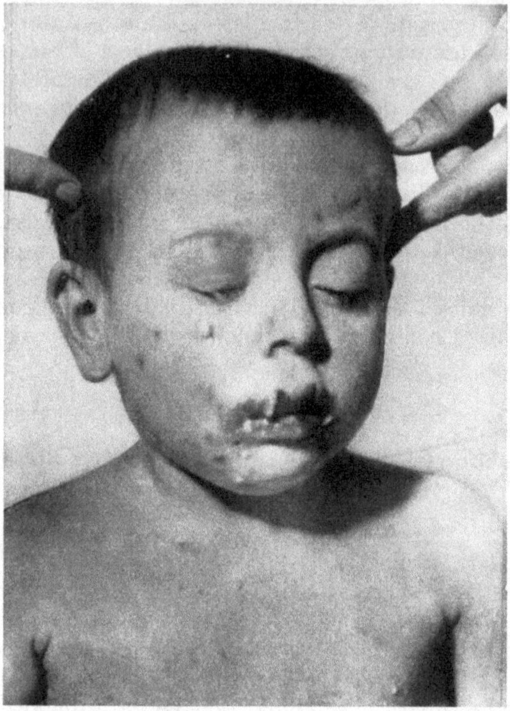

Abb. 46. Gesichtsausdruck eines skrofulösen Kindes

Die Skrofulose trägt ihren Namen von einer Verdickung und fast schweinerüsselförmigen Ausbildung (scrofa = Schwein) der Oberlippe, der Verschwellung der Nase mit chronischem Schnupfen und hartnäckigen, häufig sekundär infizierten Gesichtsekzemen. Zum Bilde der typischen „Facies scrofulosa" gehört außerdem eine fortwährend rezidivierende phlyktänuläre Konjunktivitis und Blepharitis mit starker Lichtscheu und Lidkrämpfen. In einzelnen Fällen führt die Keratitis phlyctaenulosa später zu lästigen Narben der Hornhaut. Eine gleichzeitige Otitis media ist häufig. Schließlich gehören zum Krankheitsbilde noch tuberkulöse Lymphknotentumoren am Hals und Kieferwinkel, die verkäsen und einschmelzen und Fisteln oder Narben zurücklassen können. Einzelne kleinere Drüsenschwellungen ohne die beschriebenen Haut- und Augensymptome und vor allem ohne positive Tuberkulinreaktion kann man nicht als „Skrofulose" bezeichnen. Dadurch würde das an sich scharf umrissene Symptomenbild der Skrofulose nur verwischt werden.

Die röntgenologische Untersuchung der Lunge braucht bei der Skrofulose keinen Befund zu ergeben. Mitunter finden sich aber Bronchialdrüsentuberkulosen oder Infiltrierungen, auch können hämatogene Metastasen wie Knochen- und Gelenktuberkulosen vorhanden sein. Häufiger als sonst bekommt man bei skrofulösen Kindern bestimmte Formen der Hauttuberkulose (Skrofuloderma, Lichen scrofulosorum) zu Gesicht.

Die Tuberkulinreaktion ist bei der Skrofulose stets positiv. Die hyperergische Reaktionslage der Haut äußert sich bei der Tuberkulinprüfung in einer starken, oft vesikulösen Reaktion auf die üblichen Verdünnungen. Man muß diese starke Reizantwort bei der intrakutanen Prüfung berücksichtigen und deshalb bei dem Verdacht auf eine Skrofulose nur die Moro-Probe ausführen oder die Mantoux-Proben mit der Verdünnung 1 : 1 Million oder 1 : 100000 beginnen.

Phlyktänen kann man nicht nur bei der Skrofulose, sondern als Hinweissymptom auch bei anderen Tuberkuloseformen beobachten. Selbst bei tuberkulin-negativen Kindern werden sie in Ausnahmefällen gesehen. Sie sind stets das Zeichen einer frischen oder aktiven Tuberkulose, haben also als sichtbare Manifestation größte diagnostische Bedeutung. Das erkrankte Kind und seine Familienangehörigen müssen im Hinblick auf eine noch unbekannte tuberkulöse Infektion eingehend untersucht werden.

Verlauf: Die Prognose ist günstig, jedoch sind Rezidive der Augensymptome häufig.

Therapie: Die Behandlung der Skrofulose muß der Tuberkulose und zugleich auch der exsudativen Diathese gerecht zu werden suchen.

Bei der Verordnung der Diät muß man sich dem jeweiligen Ernährungszustand des Kindes anpassen. Vollen, pastösen Kindern gibt man eine mehr der exsudativen Diathese Rechnung tragende Ernährung: Einschränkung von Milch, Eiern und Fetten, dafür reichlich Obst, Gemüse, Käse und Fleisch. Bei untergewichtigen Kindern ist eher das entgegengesetzte Verhalten notwendig: Zulage von Butter und Eiern, daneben Obst und Gemüse. In beiden Fällen muß die Nahrung reichlich Vitamine enthalten.

Das Kind muß sofort in günstige hygienische Verhältnisse und eine saubere Umgebung gebracht werden, wo die Gefahr fortwährender Schmierinfektionen nicht mehr besteht (Krankenhaus, gut geleitete Kinderheime und Sanatorien). Zur unterstützenden medikamentösen Behandlung werden Jod-, Eisen- und Arsenpräparate empfohlen, außerdem große Gaben von Lebertran. Gutes leisten auch wochenlang fortgeführte Schmierseifeneinreibungen und Solbäder.

Isolierte Phlyktänen sprechen mit der zugrunde liegenden Tuberkulose gut auf eine kombinierte Chemotherapie an. Die im Beginn der Therapie häufig noch impetiginisierten Ekzeme behandelt man zunächst mit Salben, die Sulfonamide oder Antibiotika enthalten. Nach dem Abklingen der Superinfektion läßt sich mit Erfolg die nachstehende Salbe anwenden:

Rp.	Acid. salicyl.	1,0
	Sulf. praec.	5,0
	Pasta Zinci	ad 100,0

Zur Herabminderung des Juckreizes haben sich Antistin und andere Antihistaminika gut bewährt. Bei sehr starkem Kratzen und Scheuern wird man aber mitunter Armmanschetten nicht entbehren können.

Schnupfen kann man mit einer kühlenden Nasensalbe lindern:

Rp.	Liq. Alum. acet.	5,0
	Lanolin.	20,0
	Vaselin. flav.	ad 50,0

Die Therapie der skrofulösen Keratokonjunktivitis muß in allen schweren Fällen mit größeren Hornhautinfiltraten vom Augenarzt übernommen werden, da häufig die Iris mitbeteiligt ist und in seltenen Fällen tiefgreifende Geschwüre mit Descemetozele und Perforation der Kornea vorkommen können.

Für frische phlyktänuläre Prozesse und Konjunktivitiden ist die Behandlung mit Noviformsalbe, indifferenter Borsalbe und Wärme ratsam. Solange eine Reizung der Iris besteht, muß man Einträufelungen von Atropin. sulf. (1%ig) oder auch Atropinsalbe (Atropin. sulf. 0,1/ Vaselin. amer. alb. ad 10,0) anwenden. Erst nachdem die akuten Erscheinungen abgeklungen sind, geht man auf die folgende Salbe über:

Rp. Hydrarg. oxyd. flav. rec. v. hum. par. 0,05–0,1
Vaselin. amer. alb. ad 10,0

Gleichzeitige Jodanwendung ist während des Gebrauches dieser „Gelben Augensalbe" streng kontraindiziert!

Zur lokalen, unspezifischen Behandlung ist weiterhin die 0,5%ige Hydrocortison-Augensalbe, z.B. Cortril (Pfizer) gut geeignet. Gleichzeitige Superinfektionen müssen lokal mit einem Antibiotikum behandelt werden, z.B. Achromycin-Augensalbe (1%ig). Fertige Mischungen von Hydrocortison und Antibiotikum sind z.B. vom Cortril im Handel.

In der Klinik hat sich bei sonst therapieresistenten Fällen die Desensibilisierung mit Tuberkulin bewährt. Beginnend mit einer Alt-Tuberkulin-Verdünnung von 1:10 Millionen werden je 0,1 ccm, 0,2 ccm, 0,4 ccm und 0,8 ccm intravenös gespritzt, und zwar wöchentlich 2 Injektionen. Nach jeder Injektion muß bei Bettruhe 2 Stunden lang die Temperatur kontrolliert werden. Tritt nach der Injektion des Tuberkulins als Allgemeinreaktion auch nur geringes Fieber auf, so muß die Tuberkulindosis bei der folgenden Injektion wieder auf die nächst niedere reduziert werden. Als nächste Injektionsserie folgt dann die Verdünnung 1 : 1 Million, dann die Verdünnung 1 : 100000 usw. bis zur Verdünnung 1 : 10. Alle Injektionen werden in der erwähnten Dosierung in den gleichen Zeitabständen gegeben. Man unterbricht die Behandlung, sobald die Skrofulose geheilt ist. Bei aktiven Lungenprozessen ist diese Tuberkulinbehandlung kontraindiziert.

LITERATUR

Czerny: Jb. Kinderhk. *61*, 199 (1905).
Moro: Jb. Kinderhk. *116*, 127 (1927).

VIII. Die Tuberkulose der Nieren

Die Nierentuberkulose ist im Kindesalter wesentlich seltener als beim Erwachsenen zu beobachten, erst in der beginnenden Pubertät wird sie häufiger gesehen. Trotzdem muß man bei allen hämatogenen Streuformen und besonders bei einer gleichzeitigen Knochen- oder Gelenktuberkulose an diese Möglichkeit denken.

Pathologische Anatomie: Die hämatogen entstandenen Prozesse der Nierentuberkulose neigen zur Verkäsung und Einschmelzung im Ablauf der sich anschließend entwickelnden isolierten Organtuberkulose (offene, chronisch-kavernöse Form). Für den Kliniker ist die Tendenz zur Ausbreitung auf die andere Seite besonders wichtig. Auch können das Nierenbecken, der Ureter und die Blase deszendierend von einem Nierenherd aus erkranken. Die Aussaat der Erreger auf dem Blutwege in die Niere kann der Manifestation klinischer Symptome lange vorausgehen.

Symptome: Erste und verdächtige Hinweise auf eine Nierentuberkulose sind eine chronische Pyurie und Hämaturie, also die Symptome einer chronischen Zystopyelitis. Bei jeder ungeklärten Pyurie muß man an eine Nierentuberkulose denken!

Man muß also den Urin aller Kinder mit hämatogenen Tuberkuloseformen in dieser Hinsicht regelmäßig kontrollieren. Weitere klinische Symptome sind: Schmerzen bei der Urinentleerung, vermehrter Harndrang, Nykturie, steriler, saurer Eiterharn, Albuminurie (bis 1%) und Mikrohämaturie. Schwere Makrohämaturien können im Beginn einer Papillentuberkulose beobachtet werden.

Ist die Mantoux-Reaktion positiv und besteht der klinische Verdacht auf eine Nierentuberkulose, so müssen weitere diagnostische Maßnahmen herangezogen werden: die Zystoskopie mit Beobachtung der Indigokarminausscheidung, der Ureterenkatheterismus mit getrennter Untersuchung der aufgefangenen Urinproben in der Kultur und im Tierversuch, die intravenöse Pyelographie und die übrigen Nierenfunktionsproben mit Verdünnungs- und Konzentrationsversuch.

Bei der bakteriologischen Urinuntersuchung ist zu bedenken, daß eine Nierentuberkulose und eine Kolipyurie auch einmal gleichzeitig vorhanden sein können. Finden sich Tuberkelbazillen im Urin, so ist die Diagnose gesichert, obwohl in seltenen Fällen virulente Tuberkelbazillen (keine Smegmabazillen!) ohne Schädigung der Nieren in den Urin ausgeschieden werden können.

Lokale Zeichen der Nierentuberkulose, z.B. Schmerzen durch einen spezifischen perinephritischen Abszeß finden sich nur bei wenigen Kindern. Die erkrankte Niere ist selten so vergrößert, daß man sie tasten kann.

Verlauf: Die Vorhersage ist bei einseitigen, frühoperierten oder frühbehandelten Fällen relativ gut. Der Ablauf der Nierentuberkulose wird weitgehend von der Entwicklung der übrigen tuberkulösen Herde im Körper mitbestimmt.

Therapie: Bettruhe, Hochgebirgsklima und Heliotherapie sind die Grundlagen, auf der sich die Chemotherapie aufbaut (Wildbolz). PAS wird im Nierengewebe angereichert und ist deshalb gut für die spezifische Therapie dieser Tuberkuloseform geeignet. Um jedoch eine frühzeitige Resistenzentwicklung zu vermeiden, ist zur Kombination mit INH oder Streptomycin zu raten. Auch gleichzeitige Gaben von Streptomycin und INH sind geeignet.

Mit dieser Chemotherapie kann man besonders im Beginn der Nierentuberkulose sehr gute Erfolge erzielen. Das deutet einmal auf die Wichtigkeit der Frühdiagnose hin, erlaubt aber andererseits auch gerade im Kindesalter eine etwas zurückhaltendere Indikationsstellung zur Nephrektomie (Wolpmann). Diese Operation sollte für schwere, einseitige Destruktionsprozesse reserviert bleiben. Eine gleichzeitige Blasenerkrankung heilt, falls sie noch nicht zu weit fortgeschritten ist, nach der Operation von selbst aus. Im Anschluß an die Operation ist zur Nachbehandlung in einer Heilstätte zu raten.

LITERATUR

Wildbolz: Dtsch. med. Wschr. 593 (1953).
Wolpmann: Tbk.arzt *8*, 499 (1954).

IX. Die Tuberkulose der Knochen und Gelenke

Das Kindesalter ist zur tuberkulösen Erkrankung der Knochen und Gelenke besonders disponiert. In fast allen Fällen handelt es sich um ursprünglich hämatogene Streuherde. So bekommt man auch tuberkulöse Knochenherde am häufigsten im Alter von 2 bis 5 Jahren zu Gesicht, also in jenem Lebensabschnitt, in dem die Neigung zur hämatogenen Ausbreitung am größten ist. Der Morbiditätsgipfel liegt im 3. Lebensjahr. In der Hälfte aller Fälle tritt die Absiedelung in die Knochen im ersten Jahre nach der Primärinfektion ein; ein weiteres Viertel erkrankt dann noch im 2. Jahre nach der Erstinfektion.

In den Knochenläsionen wurden sowohl der humane als auch der bovine Typ des

Tuberkelbazillus gefunden. Neben der großen Neigung des Kindes zu hämatogenen Streuungen dürfte auch die besondere Beschaffenheit des kindlichen Skeletts (reiche Entwicklung des Kapillarnetzes in den am häufigsten befallenen Knochenteilen) für die Haftung der Erreger eine Rolle spielen.

Bevorzugt erkranken die Epi- und Metaphysen der langen Röhrenknochen, die Wirbelkörper, die Diaphysen der Metatarsalia und Metakarpalia sowie die platten Knochen (Rippe, Klavikula, Schädel). Multiple Herde sind nicht selten. Die Diaphysen der langen Röhrenknochen werden nur selten befallen.

Bei der Beurteilung des Zusammenhanges zwischen einem Trauma, z. B. bei einem Unfall, und einer Knochentuberkulose wird man sehr vorsichtig sein müssen. Ohne Zweifel kann aber eine lokale Wunde oder ein Stoß eine schon bestehende Knochen- oder Gelenktuberkulose ungünstig beeinflussen.

Pathologische Anatomie: Man unterscheidet zwischen einer granulierenden, mehr chronisch verlaufenden, und einer akuten, verkäsenden Form, die allerdings bei dem gleichen Patienten ineinander übergehen können. Die käsige Verlaufsform neigt mehr zur Einschmelzung und zum Durchbruch des Eiters in ein benachbartes Gelenk und zur Ausbildung von Senkungsabszessen.

Diese Einteilung ist auch nützlich für die röntgenologische Beurteilung, da das spezifische Granulationsgewebe die Bälkchenstruktur des Knochenmarks zerstört und die granulierenden Herde als Aufhellungen innerhalb der Spongiosastruktur zu erkennen sind. Gleichzeitig kann eine dichtere osteosklerotische Randzone durch Knochenneubildung vorhanden sein. Käsige Herde dagegen stellen sich infolge der erhalten bleibenden Knochenstruktur nur undeutlich dar oder imponieren als Verdichtungen innerhalb des osteoporotisch gewordenen Knochens.

Käsige Herde über Bohnengröße können nach den Erfahrungen von KASTERT vom Körper nicht mehr eliminiert und bindegewebig organisiert werden. Die Folge ist ein langes Siechtum mit den Gefahren der Abszeßbildung, Metastasierung und Mischinfektion.

Symptome: Die Diagnose wird aus dem lokalen Befund (Schwellung, Schmerzhaftigkeit) der positiven Tuberkulinreaktion (bis zur Verdünnung 1 : 100 prüfen!) und der Röntgenuntersuchung gestellt. Das Röntgenbild kann aber gerade im Beginn der Erkrankung, wenn die Diagose oft noch unsicher ist, im Stich lassen. Wenn aber auch keine Herde zu sehen sind, so ist doch mitunter als Hinweis schon eine deutliche Osteoporose im Vergleich zur gesunden Seite vorhanden. Man darf unter diesen Umständen die Vermutungsdiagnose einer Knochentuberkulose nicht fallen lassen, sondern muß die Röntgenaufnahme nach 2 Wochen und später wiederholen. Tuberkulöse Knochenherde sind in Wirklichkeit oft noch viel umfangreicher, als sie auf der gewöhnlichen Röntgenaufnahme erscheinen. Deshalb ist besonders bei der Spondylitis tuberculosa das Schichtverfahren zur Bestimmung der Herdgröße heranzuziehen (BRECKE).

Wohl die häufigste tuberkulöse Knochenerkrankung des Kleinkindesalters ist die *Spina ventosa* (Abb. 47).

Man kann sie vor allem an den kleinen Röhrenknochen der Hände und Füße beobachten, da die Diaphyse dieser Knochen in diesem Alter noch von Spongiosa ausgefüllt ist. Die erkrankten Fingerglieder sind spindelförmig aufgetrieben und druckschmerzhaft. Die Haut kann lange Zeit noch normal bleiben, häufig wird sie aber schließlich von dem sich entwickelnden Knochenabszeß gerötet und unter Fistelbildung durchbrochen. Rings um den zentralen tuberkulösen Herd bildet sich durch reichliche Knochenanlagerung eine auch röntgenologisch sichtbare Totenlade.

In differentialdiagnostischer Hinsicht ist bei der Spina ventosa zu erwägen, daß

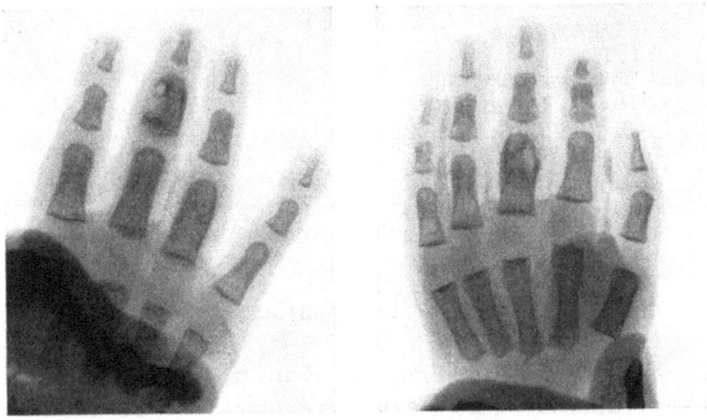

Abb. 47. Spina ventosa

ähnliche spindelförmige Auftreibungen der Fingerglieder auch bei der angeborenen Knochenlues vorkommen können. Bei der Lokalisation der Herde in anderen Knochen kommen neben der Lues auch die unspezifische Osteomyelitis, dann Knochenzysten, echte Tumoren und aseptische Knochennekrosen (PERTHES, SCHLATTER, KÖHLER) als Ursache in Frage.

Im späteren Kindesalter ist unter den tuberkulösen Erkrankungen des Skeletts die Spondylitis tuberculosa am häufigsten. Dann folgen die Koxitis, die Gonitis, die Fuß-, Brustkorb-, Arm-, Schädel- und Beckentuberkulose.

Die genaue Beschreibung dieser einzelnen Formen und ihre spezielle Behandlung ist aus den einschlägigen chirurgischen und orthopädischen Teilen dieses Sammelwerkes „Der Kliniker" zu entnehmen.

Verlauf: Die Spina ventosa heilt stets vollkommen aus. Die Prognose der Spondylitis tuberculosa ist durch das Verfahren der operativen Herdausräumung unter Streptomycinschutz nach KASTERT wesentlich verbessert worden. Die Behandlungszeit ist bei dieser operativen Methode auf etwa 6 Monate verkürzt, die Gefahr der Wirbelsäulenversteifung beträchtlich vermindert.

Therapie: Bei der guten Heilungstendenz der Spina ventosa sind operative Eingriffe im allgemeinen kontraindiziert. Vielmehr kommt neben der medikamentösen Therapie die Ruhigstellung auf einer Schiene und eventuell die Entfernung von Sequestern in Frage.

Bei der Spondylitis tuberculosa hat die operativ-tuberkulostatische Herdausräumung nach KASTERT neue Möglichkeiten eröffnet, die auch für die übrigen Lokalisationen der Knochentuberkulose wohl nicht ohne Folgen bleiben werden. Bei diesem Operationsverfahren werden die Käseherde des Wirbelkörpers chirurgisch entfernt. Durch liegende Katheter werden während der Nachbehandlung tuberkulostatische Medikamente direkt an den Herd herangebracht. Bei Kindern scheint die Vernarbung und die knöcherne Ergänzung des gesetzten Defektes schneller einzutreten als beim Erwachsenen. Schon 3 Monate nach der Operation können die Kinder in einem Stützkorsett wieder belastet werden.

Bei konservativem Vorgehen kann man unter gleichzeitiger Ruhigstellung im Gipsbett eine kombinierte Behandlung mit Streptomycin, INH und PAS versuchen. REINHARD erzielte bei 18% der behandelten Knochen- und Gelenktuberkulosen mit INH klinische Besserungen.

LITERATUR

BRECKE: Tbk.arzt *6*, 171 (1952).
KASTERT: Beitr. Klin. Tbk. *106*, 455 (1952).
KASTERT: Kinderärztl. Praxis, Leipzig 63 (1952).
REINHARD: Beitr. Klin. Tbk. *109*, 341 (1953).

X. Die Prophylaxe der Kindertuberkulose

1. Expositionsprophylaxe

Es ist im allgemeinen kaum möglich, ein Kind im täglichen Leben mit einiger Sicherheit vor einer tuberkulösen Infektion zu bewahren. In Deutschland ist die Tuberkulose so weit verbreitet, daß im Erwachsenenalter praktisch jeder Mensch infiziert ist. Die hauptsächlichste Infektionsquelle ist der offentuberkulöse Mensch, erst in zweiter Linie kommen Fütterungsinfektionen als Ursache in Frage.

Trotzdem wird man immer wieder versuchen, einen Säugling oder ein Kleinkind soweit und solange wie möglich (wenigstens bis zum Schulbeginn!) vor der Ansteckung zu schützen (Expositionsprophylaxe). Hierbei kann der Hausarzt durch eine entsprechende Aufklärung der Eltern über die Infektionsmöglichkeiten einen wichtigen Beitrag leisten. Säuglinge und Kleinkinder müssen strengstens von offenen Tuberkulösen getrennt werden; zur Kinderernährung bestimmte Kuhmilch ist grundsätzlich abzukochen.

Hat eine Infektion stattgefunden, so entwickelt sich in den meisten Fällen eine gewisse Immunität, die erst wieder von späteren Superinfektionen durchbrochen werden kann. Der Arzt hat also nicht nur die Aufgabe, die Diagnose zu stellen und die Therapie einzuleiten: Er muß unbedingt noch nach der tuberkulösen Infektionsquelle forschen und damit das Kind vor weiteren Superinfektionen schützen. Das kranke Kind muß so schnell wie möglich aus dem Streubereich eines offentuberkulösen Menschen herausgenommen werden.

Zur Expositionsprophylaxe der Tuberkulose gehört weiterhin, daß alle Personen, die in ihrem Beruf mit Kindern zu tun haben, sich vor der Aufnahme ihrer Tätigkeit einer röntgenologischen Untersuchung des Thorax unterziehen. Das gilt besonders für Haus- und Kindermädchen, Lehrer, Kindergärtnerinnen und Kinderschwestern. Ebenso sind alle Kinder, bevor sie in einen Kindergarten aufgenommen werden, auf Tuberkulinempfindlichkeit zu prüfen. Reagieren sie positiv, so muß sich eine Röntgenuntersuchung der Lungen anschließen.

Die Tuberkulose ist auf diaplazentarem Wege nur in den seltensten Fällen übertragen worden. Abgesehen von diesen Ausnahmen bringen Frauen mit einer aktiven Tuberkulose stets gesunde Säuglinge zur Welt. Werden diese tuberkulinnegativen Säuglinge sofort nach der Geburt von ihren Müttern getrennt, so erkranken sie nicht häufiger an Tuberkulose als der Durchschnitt der übrigen Kinder. In diesen Fällen wird man dringend zur Schutzimpfung des Neugeborenen mit BCG raten.

2. Dispositionsprophylaxe

Hier müssen die vorbeugenden Maßnahmen eine durchgreifende Verbesserung der allgemeinen hygienischen Umweltbedingungen, unter denen die Kinder leben müssen, zu erreichen suchen. Kinder mit schlechter und an biologisch hochwertigen Fetten

(Butter!) und Vitaminen armer Ernährung aus sonnenarmen und engen Wohnungen sind besonders widerstandslos gegen eine tuberkulöse Infektion. Die praktische Durchführung der prophylaktischen Maßnahmen liegt in der Hand der kommunalen Tuberkulose-Fürsorgestellen. Diesen Fürsorgeämtern müssen alle Erkrankungen an Tuberkulose gemeldet werden. Die Kranken und die Personen ihrer Umgebung werden daraufhin von diesen Fürsorgestellen klinisch und röntgenologisch über lange Zeiträume kontrolliert, in allen praktischen Fragen unterstützt und gegebenenfalls in Heilstätten eingewiesen und behandelt.

3. Die BCG-Schutzimpfung

Wegen der großen praktischen Bedeutung, welche die Tuberkuloseschutzimpfung mit dem Bazillus Calmette-Guérin in den Jahren nach dem Kriege auch in Deutschland erlangt hat, bedarf sie der ausführlichen Besprechung. Es handelt sich hierbei um einen bovinen Tuberkelbazillenstamm, der von den französischen Forschern CALMETTE und GUÉRIN durch ein besonderes Züchtungsverfahren mit zahlreichen Passagen auf Glyzerin-Kartoffel-Galle-Nährböden in seiner Virulenz irreversibel abgeschwächt wurde.

Das Ziel der Impfung ist, den Körper zur Bildung von Abwehrfunktionen mittels eines künstlichen Primärkomplexes anzuregen, um die unberechenbaren und ungünstigen Folgen der mit großer Sicherheit früher oder später zu erwartenden natürlichen Tuberkuloseinfektion zu vermeiden.

Es ist allerdings auch heute noch eine offene Frage, ob die Resistenz eines Kindes durch die Anwendung dieser BCG-Vakzine, also durch eine künstliche Infektion mit lebenden, aber abgeschwächten Tuberkelbazillen gesteigert werden kann oder nicht. Zahlreiche bisher in Impfungen am Menschen erhaltene Ergebnisse sprechen dafür, einige Tierversuche aber auch dagegen. Vor der endgültigen Beantwortung dieser Frage muß wohl noch eine weitere Vertiefung unserer heutigen Kenntnisse über die Zusammenhänge von Allergie und Immunität bei der Tuberkulose abgewartet werden.

Diejenigen Autoren, die die Anwendung der BCG-Impfung besonders befürworten, führen sie unter den folgenden Kautelen durch:

Es dürfen nur Kinder geimpft werden, die einwandfrei noch nicht mit Tuberkulose in Berührung gekommen, also tuberkulin-negativ sind. Sie werden mittels der Tuberkulinreaktion ausgewählt. Hierzu wird zuerst die Perkutanprobe nach MORO ausgeführt; einen noch größeren Prozentsatz von tuberkulin-positiven Kindern erfaßt jedoch die Tuberkulinpflasterprobe (Moro-Patch-Test). Hierbei wird eine streichholzkopfgroße Menge von Perkutantuberkulinsalbe (forte) in die Mitte eines kleinen Pflasters gebracht und dieses auf der Brusthaut, links oberhalb der Brustwarze, aufgeklebt. Nach 2 Tagen wird das Pflaster entfernt und die Reaktion nach 4 Tagen abgelesen, da bis zu diesem Zeitpunkt unspezifische Reaktionen abgeklungen sind. Zur positiven Reaktion müssen mindestens 5 kleine rote Papeln erkennbar sein. Ist dieser Moro-Patch-Test negativ, so schließt BAUMANN bei Kindern unter 10 Jahren sogleich die BCG-Schutzimpfung an die Ablesung an. Bei älteren Probanden dagegen wird noch der Ausfall der intrakutanen Mantoux-Proben mit $^1/_{10}$ mg (= 0,1 ccm der Verdünnung 1 : 1000 = 10 TE) und 1 mg (= 0,1 ccm der Verdünnung 1 : 100 = 100 TE) Alt-Tuberkulin abgewartet. Bei Reihenuntersuchungen kann man sich zur Vereinfachung auch auf eine intrakutane Tuberkulinprobe mit der Verdünnung 1 : 200 (= 0,5 mg Alt-Tuberkulin = 50 TE) beschränken. Die tuberkulin-negativ bleibenden Kinder werden dann geimpft.

Ist ein Kind wohl noch tuberkulin-negativ, dabei aber vor kurzem einer tuberkulösen Infektion mit Sicherheit oder wahrscheinlich ausgesetzt gewesen, so wird das Kind isoliert und nach dem Ablauf der Inkubationszeit der Tuberkulose, also nach 6 Wochen, die Prüfung wiederholt. Die Vakzination wird nur dann ausgeführt, wenn die Kinder nach der 2. Tuberkulinprüfung noch negativ geblieben sind. Die Isolierung der Kinder aus tuberkulösem Milieu (Säuglinge in Heimen, Kleinkinder bei gesunden Verwandten oder ebenfalls in Heimen) vor und nach der Impfung ist ein Problem, welches die Durchführung der Impfung mitunter sehr erschwert.

Wird aber trotz aller Vorsichtsmaßnahmen einmal ein bereits tuberkuloseinfiziertes Kind mit BCG geimpft, „so pflegt sich nach den in Schweden gemachten Erfahrungen in solchen Fällen der Ablauf der Erkrankung genauso zu gestalten wie bei Menschen, die nicht mit BCG gespritzt worden sind. Die Impfreaktion pflegt freilich auf Grund der bestehenden Allergie stärker als sonst auszufallen" (Kleinschmidt).

Die Erfahrung hat also gezeigt, daß die zufällige BCG-Impfung eines bereits mit Tuberkulose infizierten Kindes keine Gefahr darstellt. Eine sog. negative Phase in den ersten 6 bis 8 Wochen nach der Impfung, in der eine frische Tuberkuloseinfektion einen besonders schweren Verlauf nehmen soll, wird von Wallgren abgelehnt. Neugeborene Kinder können in den ersten Tagen nach der Geburt ohne vorhergehende Tuberkulintestung geimpft werden.

Zur BCG-Vakzination sind mehrere Impfmethoden im Gebrauch. Calmette hatte ursprünglich die Verfütterung des Impfstoffes an Säuglinge empfohlen. Dieser Weg ist jedoch jetzt fast allgemein verlassen worden. In Schweden impft man seit 20 Jahren intrakutan und erzielt damit die gewünschte Tuberkulinallergie sicherer und regelmäßiger als mit der peroralen Verabreichung. Nachdem die Haut vorher mit Äther abgewaschen worden ist, erfolgt die Impfung mit feinster Kanüle durch intrakutane Injektion im oberen Drittel an der Außenseite des linken Oberschenkels. Im allgemeinen werden 0,05 mg des BCG-Stammes streng intrakutan injiziert, die in 0,1 ccm einer frisch gelieferten, gut umgeschüttelten und nur 14 Tage lang im Eisschrank haltbaren Aufschwemmung enthalten sind. Der Impfstoff wird in Deutschland von den Behring-Werken über die Serumvertrieb GmbH., Marburg a. d. Lahn, geliefert.

Es ist zu empfehlen, die Injektion bei allen Kindern an der gleichen Stelle auszuführen, weil die nachfolgende Narbenbildung eine frühere BCG-Impfung noch lange Zeit später kenntlich macht.

Neugeborene sind relativ unempfindlich und können die doppelte Menge BCG-Impfstoff (0,1 mg) auf 2 Injektionsstellen verteilt erhalten.

Es kommt gelegentlich vor, daß sich nach 12 Wochen noch keine Tuberkulinallergie entwickelt hat. Dann ist die Vakzination mit den gleichen Dosen zu wiederholen.

Die Impfstelle braucht nach der intrakutanen Impfung nur dann mit einem kleinen Schutzverband bedeckt zu werden, wenn durch das Kratzen des Kindes die Gefahr einer Sekundärinfektion entsteht. Die nach 3 bis 4 Wochen sichtbar werdende Impfreaktion ähnelt weitgehend einem papulonekrotischen Tuberkulid. Die rote Papel kann die Größe einer Erbse erreichen und eine kleine zentrale Delle und Schuppung zeigen. Im Zentrum bildet sich mitunter eine geringe Einschmelzung, die sich ohne Komplikationen abstößt.

Die subkutane Injektion der Vakzine führt leicht zur Abszeßbildung und Nekrose, die aber auch bei fehlerhafter, d.h. zu tiefer Injektion bei der intrakutanen Impfung vorkommen kann. Eine so entstandene Eiterung kann über Wochen und Monate anhalten. In diesen an sich seltenen Fällen ist eine einfache Salbenbehandlung kaum ausreichend; die Auskratzung mit dem scharfen Löffel wurde empfohlen. Bei der Impfung sind stets die regionalen Lymphknoten in der Leistenbeuge als Zeichen der Primärkomplexbildung mitbeteiligt.

Eine weitere Methode zur BCG-Impfung ist die Skarifikation. Dabei wird auf 2 Stellen des Oberarmes je ein Tropfen des BCG-Impfstoffes aufgetropft und in diesen Tropfen in der Form eines Kreuzes wie bei der Tuberkulinprobe nach Petruschky die Haut skarifiziert. In der Folge entwickelt sich eine flache Infiltration und Rötung. Schließlich wäre noch die von Rosenthal angegebene Methode mit multipler Stichelung der Haut zu erwähnen, wobei 36 Stiche mit einem besonders konstruierten Schnepper in einem kleinen Hautbezirk ausgeführt werden, auf den vorher eine konzentrierte BCG-Aufschwemmung aufgetragen worden ist.

Nach 12 Wochen sollte in jedem Falle der Effekt der Impfung durch eine erneute Tuberkulinprüfung kontrolliert werden. Die Kinder, die schon vor der Impfung Kontakt mit einem Offentuberkulösen hatten, sollten auch nach der Impfung wieder für 6 bis 8 Wochen isoliert werden.

Nach der Impfung tritt mit großer Regelmäßigkeit Tuberkulinempfindlichkeit auf, die allerdings schwächer als die nach natürlicher Infektion ist. Meist erzielt man deshalb erst mit der Verdünnung 1 : 1000 nach Mantoux eine Reaktion. Die erzielte Tuberkulinallergie sollte man in Abständen von 3 bis 4 Jahren kontrollieren, da sie während dieses Zeitraums erlöschen kann, und notfalls die Impfung wiederholen.

Das Säuglings-, Kleinkindes- und Jünglingsalter ist am meisten für eine tuberkulöse Erkrankung disponiert. Damit sind die Gruppen gekennzeichnet, für die die BCG-Impfung besonders wichtig ist. Hinzu kommen noch die Angehörigen jener Berufe, die häufig mit Tuberkulosekranken zu tun haben, also Ärzte, Medizinstudenten, Krankenschwestern und andere Pflegepersonen, falls sie noch tuberkulin-negativ sind. Nach Berichten aus den nordischen Ländern hat man in den letzten Jahrzehnten durch die BCG-Impfung dieser Personengruppen eine Senkung der Tuberkulose-Morbidität erreichen können. Die Vakzination mit BCG erzeugt also an Stelle der natürlichen Infektion mit vollvirulenten Tuberkelbazillen einen künstlichen Primärkomplex mit großer Ausheilungstendenz. Die nachfolgende Allergie ist schwächer als bei der natürlichen Infektion; sie soll aber ausreichen, um die unmittelbaren Komplikationen der natürlichen Primärinfektion (Primärinfiltrierung, käsige Pneumonie, Frühgeneralisation mit Miliartuberkulose und Meningitis tuberculosa) bei Säuglingen und Kleinkindern oder die Entwicklung einer postprimären Lungentuberkulose bei jugendlichen Erwachsenen zu verhüten. Die späteren Erwachsenenformen der Lungentuberkulose werden nicht günstig beeinflußt und ihre Entstehung nicht verhindert. Freilich ist jeder Schutz, den eine Impfung gegen die Tuberkulose gewähren kann, immer nur relativ. Bei virulenter und massiver Infektion ist es durchaus möglich, daß auch mit BCG geimpfte Kinder an einer aktiven Tuberkulose erkranken können.

Jede Impfung als prophylaktische Maßnahme muß zuerst dem Grundsatz des Primum non nocere genügen. Zur Frage einer Schädigung durch die Calmette-Impfung hat der 1. Internationale BCG-Kongreß (Paris 1948) erklärt, „daß eine Überprüfung von mehr als 10 Millionen innerhalb der letzten 25 Jahre in der ganzen Welt vorgenommenen BCG-Impfungen die vollkommene Unschädlichkeit dieser Impfungen für den Menschen erwiesen hat“.

Die BCG-Impfung ist kontraindiziert bei Hautausschlägen und allergischen Erscheinungen, bei ausgesprochen dystrophischen Säuglingen, während fieberhafter Erkrankungen, bei chronischen Infektionen und Infektionskrankheiten (Inkubationszeiten beachten!). 3 Monate vor und 3 Monate nach der BCG-Impfung sollten keine anderen Impfungen ausgeführt werden.

Zur Kritik der BCG-Impfung wird von manchen Immunologen eingewandt, daß über die Verbindung der erzeugten Tuberkulinallergie mit einer genügenden Immunität noch nichts Sicheres bekannt sei. Einzelne Autoren lehnen auch die künstliche Erzeugung einer Tuberkulinempfindlichkeit ab, da diese eine natürliche tuberkulöse Erkrankung über den Weg hyperergischer Reaktionen in ihrem Verlauf nur beschleunige. Der noch tuberkulosefreie Mensch würde auf eine natürliche Infektion mit den meist gutartigen Formen der Primärtuberkulose, der schon spezifisch allergische aber u. U. mit einer isolierten Organphthise reagieren. Diesen Einwänden wird man mit dem Hinweis auf die Gefährlichkeit gerade der Primärformen in bestimmten Altersstufen (Säuglings-, Kleinkindes- und Jünglingsalter) begegnen können. Für diese Altersgruppen muß man nach den bisher vorliegenden Statistiken, von denen nur wenige einer strengen Kritik standhalten, der BCG-Vakzine eine Wirksamkeit in der Weise zuerkennen, daß sie im Vergleich zu den Nichtgeimpften die Morbidität der Geimpften etwa um das 4- bis 6fache herabsetzt (Ferguson) und daß durch die Impfung vor allem auch die dem Kindesalter eigentümlichen und gefährlichen Generalisationsformen vermieden werden.

LITERATUR

Baumann: Schweiz. med. Wschr. 575 (1955).
Ferguson: Rev. tbc. Paris *5*, 16, 613 (1952).
Kleinschmidt: Behringwerk Mitt., Marburg *27*, 50 (1953); Dtsch. med. Wschr. 105 (1948) u. 1123 (1949).
Wallgren: Ann. Paed. *170*, 57 (1948).
Wallgren: Mschr. Kinderhk. *97*, 178 (1949).

XI. Die Therapie der Kindertuberkulose

Die Besprechung eines allgemeinen therapeutischen Regimes ist bei der Tuberkulose schwierig, da diese Krankheit unter den verschiedenartigsten Formen verlaufen kann. Im Gegensatz zu vielen anderen Infektionskrankheiten, die nach einer einmaligen Infektion eine bleibende Immunität zurücklassen, wird der Körper durch die tuberkulöse Primärinfektion sensibilisiert und bei einer tuberkulösen Reinfektion neuen Schädigungen ausgesetzt. Der chronische Verlauf der Tuberkulose legt es nahe, die jeweilige anatomische Läsion mit den Mitteln der speziellen Therapie zu behandeln, wie es in den einzelnen Abschnitten ausgeführt wurde. Trotzdem gelten für alle Formen der Tuberkulose gewisse allgemeine Richtlinien der Therapie, die im folgenden näher erörtert werden sollen.

Von vornherein muß man bei der Behandlung einer Tuberkulose zwischen latenten und aktiven Formen unterscheiden.

1. Latente Tuberkulose

Hierunter sind alle abgeheilten Manifestationen der Tuberkulose zu verstehen, z.B. ein verkalkter Primärkomplex. Außer der positiven Tuberkulinreaktion bestehen keine weiteren Symptome. In diesen Fällen ist nur gute Ernährung und ausreichende Ruhe zur Verhinderung einer Aktivierung notwendig.

2. Aktive Tuberkulose

a) Ruhe

Alle Kinder mit frischen, aktiven Lungenprozessen und Fieber oder subfebrilen Temperaturen müssen, eventuell über Monate, Bettruhe einhalten. Konstitutionelle Hyperthermien bei neuropathischen Kindern und Bewegungstemperaturen dürfen dabei nicht mit wirklichem Fieber verwechselt werden. Mit der Normalisierung der Temperaturen wird unter langsamer Gewöhnung der Kinder im Sommer wie im Winter eine Ruhebehandlung in freier Luft durchgeführt, wobei die Kinder zuerst noch im Bett auf die Liegehalle geschoben werden müssen. Mit der Heilung der tuberkulösen Prozesse werden die Kinder dann mehr und mehr den Reizen von Luft und Licht ausgesetzt. Im Gegensatz zu den langen Liegezeiten der Erwachsenen wird man sich bei Kindern wegen ihres großen, natürlichen Bewegungsdranges auf eine tägliche Freiluftliegezeit von 4 Stunden, in schweren und offenen Fällen von 6 Stunden beschränken. Die Liegezeit am Vormittag darf mit Unterricht oder Vorlesen verbunden sein, am frühen Nachmittag nach dem Essen soll strenge Ruhe eingehalten werden. In der übrigen Zeit gehen die Kinder spazieren, spielen oder werden im Garten beschäftigt, sind also den größten Teil des Tages in frischer Luft. Nachts schlafen sie bei geöffneten Fenstern oder auf Liegeterrassen.

b) Diät

Die Nahrung soll kalorienreich sein. Sie soll reichlich hochwertige Fette und Lipoide in Form von Butter, Eigelb und Lebertran, tierisches Eiweiß, Kalk und genügend Vitamine, besonders Vitamin A, C und D, frisches Obst und Gemüse, aber relativ wenig Kohlenhydrate und Kochsalz enthalten. Säuglingen gibt man Butter-Mehl-Brei oder Butter-Mehl-Vollmilch nach Moro neben einer Beikost aus Obst, Obstsäften und Fleisch. Die kochsalzarme Diät nach Gerson-Sauerbruch-Hermannsdorfer bietet nur Vorteile bei Fällen von Knochen- oder Gelenktuberkulose und beim Lupus. Sie wird aber von den Kindern nicht über längere Zeit genommen.

Alle überflüssige Mästung muß bei der Ernährungsbehandlung vermieden werden. Man muß das normale Körpergewicht zu erreichen und zu erhalten versuchen. Der exsudativen Komponente pastöser Kinder wirkt man durch eine Diät entgegen, die reich an Gemüse, Obst und Fleisch ist, dagegen arm an Flüssigkeit, Milch und Eiern.

c) Klima

Die Tuberkulose scheint im wesentlichen in jedem Klima abzuheilen, wenn man von stark nebligen und rauhen Gegenden absieht. Trotzdem genesen alle Kranken besser in einer ruhigen und sonnigen Atmosphäre. Auch beeinflußt der Klimawechsel Appetit und Stoffwechsel im günstigen Sinne. Man muß jedoch das psychische Moment (Heimweh, Trennung von der Mutter usw.) bei dem Vorschlag eines Klimawechsels gerade bei Kindern wohl berücksichtigen. Wichtig ist auch die Lage der gewählten Heilstätte oder des Erholungsheimes. Man unterscheidet zwischen „Schonklima" (Ebene, waldreiches Mittelgebirge) und „Reizklima" (Nord- und Ostsee, Hochgebirge über 1000 m). Natürlich muß auch der ursprüngliche Aufenthaltsort des Kindes bei dieser Einteilung mit berücksichtigt werden. Für eine Verschickung in Reizklimata und besonders an die See sind nicht geeignet: alle fieberhaften Erkrankungen, frische Primärtuberkulosen, alle infiltrativen Prozesse, tumorige Bronchialdrüsentuberkulosen, disseminierte Formen aller Art, verkäsende Prozesse, Kavernen und die Formen der Erwachsenentuberkulose. Ein See- und Reizklima ist dagegen indiziert bei allen Knochen- und Gelenktuberkulosen, bei tuberkulösen Erkrankungen der Haut, der peripheren Lymphknoten und des Peritoneums.

d) Kinderheilstätte

Eine Heilstätte ist schon deshalb eines der wertvollsten Hilfsmittel bei der Bekämpfung der Tuberkulose, weil dort alle offenen Fälle isoliert werden können. Außerdem ist nur hier eine intensive medikamentöse und chirurgische Behandlung dieser schweren Fälle möglich und erfolgversprechend. Außer den Kindern mit einer offenen Tuberkulose sollten aber auch die Kinder mit Komplikationen der Primär- und Sekundärtuberkulose und die mit einer aktiven Erkrankung der Bronchiallymphknoten in Sanatorien behandelt werden.

Bei vielen Kindern wirkt sich allein schon die neue Umgebung, die geregelte Kur- und Tageseinteilung mit ihrem Wechsel von Ruhe und Beschäftigung, Spiel und Unterhaltung günstig aus. Manche Kinder erleiden jedoch durch die lange Trennung von den Eltern ein psychisches Trauma. Derartige seelische Störungen lassen sich am besten in einem Kindersanatorium vermeiden, das am Stadtrand der Heimatstadt oder in deren Nähe gelegen ist. Durch die Besuchstage ist die Trennung der Kinder von den Eltern nicht so spürbar und einschneidend.

e) Heliotherapie

Sowohl die natürliche Sonne als auch die Bestrahlung mit ultraviolettem Licht wird bei der Knochentuberkulose und beim Lupus als Heilmittel empfohlen. Abdominale Formen, die Skrofulose und Lymphknotentuberkulosen sprechen ebenfalls gut an. Meist hält man sich an das von ROLLIER angegebene Schema, der mit einer nur kurzdauernden Besonnung kleiner Körperabschnitte (Füße) beginnt und erst allmählich die bestrahlte Fläche vergrößert.

Die Sonnentherapie ist ein Reizmittel und deshalb für alle aktiven Lungenprozesse ungeeignet. Sie kann in diesen Fällen sogar eine Streuung, eine Hämoptoe oder eine Meningitis oder Miliartuberkulose auslösen. Von der Bestrahlungstherapie sind deshalb auszuschließen: disseminierte Lungentuberkulosen, verkäsende Prozesse, frische Primär- und Sekundärinfiltrierungen und ausgedehntere intrathorakale Lymphknotentuberkulosen insbesondere bei Säuglingen und Kleinkindern.

f) Tuberkulin

Hier ist als einzige Indikation im Kindesalter die Skrofulose übriggeblieben. Bei allen anderen Formen sind die therapeutischen Effekte fraglich und Schädigungen durchaus möglich.

g) Chirurgische Therapie

α) Pneumothorax

Die therapeutische Wirkung der von FORLANINI im Jahre 1894 eingeführten Pneumothoraxbehandlung beruht auf der Kompression und teilweisen Ruhigstellung der erkrankten Lungenabschnitte oder der gesamten Lunge, was durch das Einströmen von atmosphärischer Luft in den Pleuraraum erreicht wird. Nach BRAUER und anderen Autoren ist die günstige Wirkung der Pneumothoraxbehandlung auf eine Verlangsamung des Lymphstromes in der kontrahierten Lunge, auf die Steigerung der abkapselnden Bindegewebsneubildung und auf die damit verbundene Verminderung der Toxinausschwemmung aus den tuberkulösen Herden zurückzuführen. Diese pathophysiologischen Probleme haben eine deutliche Entgiftung und damit eine Steigerung der allgemeinen Widerstandsfähigkeit des Körpers zur Folge.

Ohne Zweifel hat die Pneumothoraxbehandlung durch die Entwicklung der Therapie mit tuberkulostatischen Stoffen und die neueren Möglichkeiten der Thoraxchirurgie (Segmentresektionen, Lobektomien) an Bedeutung verloren. Man sollte einen Pneumothorax nur noch anlegen, wenn 1. nach strenger Bettruhe von 2 Monaten und 2. nach intensiver Behandlung mit chemotherapeutischen und antibiotischen Mitteln keine Rückbildung des Prozesses zu erkennen ist.

Kontraindikationen eines Pneumothorax sind:

1. pleuranahe Kavernen mit der Gefahr des Durchbruchs in den Pleuraraum und nachfolgendem mischinfiziertem Empyem,
2. starre Tertiärkavernen,
3. Bronchustuberkulosen (Ausschluß durch Bronchoskopie),
4. Unterlappenprozesse,
5. gleichzeitige Herzfehler.

Bei der **Anlage eines Pneumothorax** geht man folgendermaßen vor:

Man benutzt zur Luftfüllung einen der gebräuchlichen Pneumothoraxapparate mit vorgeschaltetem Flüssigkeitsmanometer, das die Ablesung der intrapleuralen Druck- und Saugwerte gestattet. Als Füllkanülen haben sich die Deneke-Kanülen mit seitlicher schlitzförmiger Öffnung und verschlossener Spitze am besten bewährt.

Vor der Anlage des Pneumothorax und vor jeder Nachfüllung muß das Kind durchleuchtet werden, um Klarheit über die Lage des tuberkulösen Prozesses oder über den Stand der Lunge im schon mit Luft gefüllten Thoraxraum zu erhalten. Hustenstillende und beruhigende Mittel sind neben liebevollem Zuspruch und Aufklärung über die Art des Eingriffes angebracht.

Das Kind wird auf die Seite gelagert, die zu füllende Seite des Thorax nach oben. Der Arm dieser Seite wird über den Kopf gelegt. Durch kurzes Einschalten des Pneumothoraxapparates prüft man die Kanüle auf ihre Durchlässigkeit. Dann geht man nach der Hautdesinfektion, eventuell beim ersten Male in Lokalanästhesie, wie bei einer Pleurapunktion am oberen Rand der Rippe vorbei mit senkrecht eingestochener Nadel in die Thoraxwand ein. Während des Tieferdringens der Nadel muß man das Manometer des Pneumothoraxapparates unausgesetzt beobachten. Beim Eintritt der Kanülenöffnung in den Pleuraraum erhält man sofort pendelnde Ausschläge des Flüssigkeitsmanometers um den Nullpunkt entsprechend der Atmung. Die Kanüle darf dann nicht weiter vorgeschoben, sondern muß in dieser Lage gehalten werden. Man läßt nun zuerst wenige Kubikzentimeter, dann – unter steter Regulierung mit dem Hahn des Pneumothoraxapparates – zunehmend mehr Luft einströmen. Am Ende der Füllung wird die Kanüle schnell herausgezogen und die Haut an der Stichstelle wieder desinfiziert. Ein Verband ist meist nicht erforderlich.

Bei der ersten Anlage eines Pneumothorax wird die eingefüllte Luftmenge bei Kleinkindern etwa 200 ccm, bei größeren Kindern etwa 300 ccm Luft betragen. Im Beginn der Behandlung muß man etwa 2- bis 3mal wöchentlich Luft nachfüllen, später kann die Luftmenge im Thorax weiter vergrößert und die Lunge in einem gleichmäßigen Kontraktionszustand gehalten werden. Ein ziehharmonikaähnliches Aufblähen und Kontrahieren der kranken Lunge durch unregelmäßige Nachfüllungen und wechselnde Gasmengen soll man vermeiden. Der zeitliche Abstand der Füllungen und die Luftmenge ergibt sich schließlich aus den Ergebnissen der Röntgenkontrollen und der verschieden großen Resorptionsgeschwindigkeit der Luft bei dem einzelnen Patienten.

Geringfügige Beschwerden nach der Füllung, wie Druckgefühl, Kurzatmigkeit und kurzdauerndes Fieber, sind meist nur vorübergehend vorhanden und ohne Bedeutung. Ernstere Komplikationen der Pneumothoraxbehandlung sind:

1. Luftembolie

Sie tritt während der Füllung auf und ist akut lebensbedrohend. Symptome: blaß-zyanotische Verfärbung, Atemstörungen, kleiner Puls, Krämpfe. Therapie: sofortige Beckenhochlagerung nach Schmidt, Sauerstoffzufuhr, Injektionen von atmungsanregenden Mitteln, z.B. Lobelin.

2. Seröses Pleuraexsudat

Dieses kann man bei etwa einem Drittel der Patienten beobachten; es zwingt aber meist nicht zum Abbruch der Behandlung.

3. Spontanpneumothorax
4. Atelektasen, besonders bei gleichzeitiger Bronchustuberkulose.

Man unterscheidet einen „kompletten“ Pneumothorax, bei dem die erkrankte Lunge allseitig von der Thoraxwand abgelöst und auf den Hilus zurückgezogen ist, und eine „inkomplette“ Form, wo Stränge und Verwachsungen zwischen der Lungenpleura und der parietalen Pleura bestehen, die Lunge also noch an der Thoraxwand „hängt“. Bei günstigen Verhältnissen kann man hier mittels der endothorakalen Strangdurchbrennung (*Kaustik* nach Jakobaeus) doch noch eine Ablösung der Lunge erreichen. Ist das nicht möglich, so sollte der Pneumothorax wieder aufgelassen werden.

Die Erfahrung lehrt, daß ein ausreichender Pneumothorax gewöhnlich spätestens 6 Monate nach der Anlage zum Verschwinden der Kaverne, zu negativem Sputum und normaler BSG führt. Ist das nicht der Fall, so bleibt der Pneumothorax auch späterhin in den meisten Fällen wirkungslos.

Es ist somit zwecklos und eher gefährlich, eine Pneumothoraxbehandlung über einen Zeitraum von 1 bis 2 Jahren hinaus fortzuführen. Eine Beeinflussung des Krankheitsprozesses kann man dann nicht mehr erwarten. Außerdem können irreparable Folgen der Pneumothoraxtherapie zurückbleiben: Chronische Induration und Schrumpfung der Lunge oder einzelner Teile, die sich nicht wieder entfalten („Starre Lunge“), Erschwerung des Lungenkreislaufs mit Hypertrophie und Dilatation des rechten Ventrikels, chronische Exsudatbildung usw.

β) Pneumolyse

Ist eine Pneumothoraxbehandlung wegen früherer Verwachsungen der Pleurablätter nicht mehr möglich, so kommt als weitere Behandlungsmethode noch die Pneumolyse in Frage.

Bei dieser im Jahre 1891 von Tuffier ausgearbeiteten Operation wird die durch frühere Entzündungen fest mit der Thoraxwand verklebte Lunge extrapleural von dieser abgelöst. Sie wird nach unten oder über dem erkrankten Gebiet komprimiert. Die entstehende Höhle, die sich postoperativ mit einer glatten, spiegelnden Schicht von Bindegewebe auskleidet, wird wie ein Pneumothorax mit Luft gefüllt und durch ständige Nachfüllungen unterhalten. Komplikationen sind Blutungen und Infektionen in dieser Höhle, die durch chirurgische Ausräumung, dann mit Punktionen und Antibiotika behandelt werden können.

Die Pneumolyse sollte dann angewandt werden, wenn bei stabilisierten offenen Prozessen keine weitere Behandlung mehr möglich ist. Die andere Lunge muß frei von tuberkulösen Herden sein.

Ohne Zweifel stellt die Pneumolyse das funktionell beste Kollapsverfahren dar, da die erkrankten Lungenabschnitte weitgehend selektiv ausgeschaltet werden können. Brügger berichtete über die Anwendung bei größeren Kindern mit phthisischen Prozessen und hebt die Vorteile dieser Operation gegenüber der Thorakoplastik hervor: Erhaltung des Thoraxskeletts, keine Deformierung der Wirbelsäule und reversibler Pneumothorax.

γ) Phrenikusquetschung

Die künstliche Zwerchfellähmung nach Stürtz sollte bei Kindern nur vorübergehend durch Quetschung, nicht Durchtrennung des N. phrenicus in der Halsregion angewandt werden. Sie ist indiziert zur Ruhigstellung der erkrankten Lungenanteile auf der betroffenen Seite und kommt ausschließlich für die Behandlung tuberkulöser Prozesse oder von Kavernen im Unterlappen in Frage. Die Phrenikusquetschung kann mit einem Pneumothorax oder einer Pneumolyse kombiniert werden.

δ) Thorakoplastik

Hierbei wird durch die Resektion der obersten 5 bis 6 Rippen (Teilplastik), bei ausgedehnten Prozessen auch weiterer Rippen, die mit der Pleura fest verschwartete Lunge komprimiert und völlig ruhiggestellt. Man erreicht damit den Verschluß starrer Kavernen, die Verhütung weiterer bronchogener und lymphogener Streuungen und eine wesentliche Unterstützung der meist schon bestehenden Schrumpfungstendenz.

Bei Kindern ist die Thorakoplastik früher ebenfalls angewandt worden, hat aber durch die starke Deformierung und Irreversibilität große Nachteile für den noch wachsenden Organismus des Kindes. In Zukunft wird wohl deshalb bei Kindern nur noch die Pneumolyse bzw. die Segmentresektion oder Lobektomie ausgeführt werden.

ε) Segmentresektion, Lobektomie und Pneumektomie

Im tertiären Stadium der isolierten, intrakanalikulär fortschreitenden Organtuberkulose ist die Tuberkulose keine Allgemeinerkrankung mehr, da eine weitgehende Immunität des übrigen Körpers besteht. Die operative Entfernung eines käsigen pulmonalen Herdes erscheint also sinnvoll und dürfte vollständig auch nur mit dieser chirurgischen Methode zu erreichen sein. In den letzten Jahren ist durch die schnelle Entwicklung der Thoraxchirurgie und der Narkosetechnik die Lungenresektion ein Verfahren geworden, das auch in Deutschland an den chirurgischen Universitätskliniken (z. B. Lezius) und speziellen Tuberkulosekrankenhäusern allgemein geübt wird. Rubin und Mishkin, dann Bickford und Mitarbeiter und weitere Autoren berichteten auch im Kindesalter über gute Erfolge.

Die Indikation zur Segmentresektion oder Lobektomie ist gegeben, wenn nach genügend langer Ruhe und kombinierter Chemotherapie bei phthisischen Prozessen noch eine Restkaverne vorhanden ist, dann bei Tuberkulomen und Bronchiektasien. Die Operation wird unter Streptomycinschutz ausgeführt, das im Behandlungsplan möglichst für diesen Zweck reserviert bleiben muß. Die nach der Lobektomie noch verbleibenden Lungenlappen können unter den besonderen Verhältnissen des Kindesalters durch echtes Wachstum wieder an Volumen zunehmen und den Thoraxraum mit funktionsfähigem Lungengewebe ausfüllen, ohne daß sich wie beim Erwachsenen ein kompensatorisches Emphysem entwickelt.

Endgültige Aussagen über den Wert dieser Resektionsmethoden sind aber heute noch nicht möglich, da jede aktive Behandlungsart der Lungentuberkulose längere Zeiträume zur kritischen Beurteilung erfordert (Kugel und Veitl).

h) Medikamentöse Therapie

α) Antibiotische und Chemotherapie

In den letzten Jahren sind mehrere hochwirksame Substanzen zur medikamentösen Behandlung der Tuberkulose entdeckt worden, die die bisherige Therapie und auch die Indikationsstellung zu operativen Eingriffen von Grund auf beeinflußt haben. Diese Entwicklung ist auch heute noch nicht abgeschlossen.

Einige allgemeine Probleme, die schon bald nach der Einführung der tuberkulostatischen Therapie in die Klinik oder im Experiment erkennbar wurden, seien eingangs noch hervorgehoben.

Resistenz: Man unterscheidet eine *primäre* Arzneifestigkeit oder Resistenz von der *sekundären*, die die Tuberkelbazillen erst unter dem Einfluß einer längeren Behandlung mit dem betreffenden Mittel erwerben.

Die *primäre* Resistenz von Tuberkelbazillen, die noch niemals mit einem Tuberkulostatikum in Berührung gekommen sind, ist sehr selten. Sie kommt z. B. für das Streptomycin in der Praxis kaum in Betracht. In wenigen Fällen wurden aber auch für PAS, INH und die Thiosemicarbazone primäre Resistenzen beschrieben.

Die *sekundäre* Resistenz beruht wahrscheinlich auf einer Selektion von Spontanmutanten innerhalb der Bakterienpopulation, die unter dem Einfluß des Tuberkulostatikums allein noch fortpflanzungsfähig bleiben. Manche Befunde sprechen auch für eine Adaptation des Erregerstoffwechsels an das Medikament.

Bei der üblichen Dosierung kann man bei den einzelnen Mitteln – ohne Kombinationstherapie – eine beginnende Resistenz der Tuberkelbazillen etwa innerhalb der folgenden Zeiträume erwarten:

Medikament	Resistenz nach
1. Streptomycin	6 bis 12 Wochen (nach 4 Monaten 70% Resistenz)
2. PAS	6 Monate
3. INH	12 Wochen (zu diesem Zeitpunkt 65% Resistenz) (MEISSNER und BERG)
4. Thiosemicarbazon	später als 6 Monate.

Bei multiplen tuberkulösen Herden des gleichen Patienten können in jedem einzelnen unterschiedlich resistente und noch empfindliche Tuberkelbazillen vorhanden sein.

Mit der sekundären, behandlungsbedingten Resistenz werden auch die Grenzen der Chemotherapie bei der Tuberkulose sichtbar. Es gibt bis heute trotz aller Erfolge keine Therapia magna sterilisans der Tuberkulose! Zugleich wird die Bakterienresistenz allmählich zu einem ernsten epidemiologischen Problem, wie die sich mehrenden Berichte über Infektionen mit resistenten Tuberkelbazillen zeigen.

Die antibiotische und Chemotherapie der Tuberkulose stellt somit nur *eine*, allerdings sehr wichtige Seite der Tuberkulosebehandlung dar, die nur im Rahmen eines allgemeinen Heilplanes neben der bewährten Klima-, Ruhe- und Kollapstherapie berechtigt ist. Eine ambulante Chemotherapie ist deshalb nicht optimal und zu widerraten!

Abschließend sei noch erwähnt, daß resistente Stämme von Tuberkelbazillen sich mitunter im Tierversuch am Meerschweinchen als nur noch wenig virulent erwiesen haben (WEIDMANN u. a.). Auch braucht ihr Nachweis beim Menschen noch keine völlige Therapieresistenz zu bedeuten. Hier liegen noch ungelöste Probleme.

Potenzierende und additive Wirkung: Die Entwicklung einer sekundären Resistenz kann durch die Kombination von 2 oder 3 sich ergänzenden Tuberkulostatika beträchtlich hinausgezögert werden. Außer der Resistenzverhütung erreicht man auf diese Weise noch eine Addition oder sogar eine Potenzierung der tuberkulostatischen Wirkungen, falls die einzelnen Substanzen verschiedene pharmakologische Angriffspunkte haben. Potenzierung bedeutet, daß der Hemmeffekt die Summe der Hemmwirkungen der einzelnen Mittel übersteigt. Infolgedessen kann die angewandte Menge jedes einzelnen Tuberkulostatikums und damit dessen Toxizität vermindert werden. Die gebräuchlichsten Kombinationen sind die folgenden:

Streptomycin + PAS = Potenzierung
Streptomycin + INH = Addition, eventuell Potenzierung
PAS + INH = Addition, eventuell sogar potenzierende Wirkung (MOESCHLIN und DOUVRES)
INH + Thiosemicarbazon = Potenzierung

Dieses Schema nach COLETSOS kann jedoch nur einen ungefähren Anhalt für die möglichen Kombinationen und ihre Wirkung geben. Bei speziellen Tuberkuloseformen kann diese oder jene Kombination eine bessere klinische Wirkung haben als eine andere. So ist das Thiosemicarbazon besonders gut für die Behandlung der Haut- und Schleimhauttuberkulosen geeignet; das Streptomycin hat sich am besten für akute Streuungstuberkulosen bewährt. Grundsätzlich muß man aber an der *kombinierten* Therapie für alle Tuberkuloseformen festhalten.

In kurzer Zusammenfassung des zum Teil schon bei den einzelnen Tuberkuloseformen Gesagten lassen sich heute für die vier in der Praxis wichtigsten Präparate: Streptomycin, Para-Aminosalizylsäure, Thiosemicarbazon und Isonikotinsäurehydrazid etwa folgende Behandlungsrichtlinien angeben:

1. Streptomycin

WAKSMAN, BUGIE und SCHATZ konnten im Jahre 1944 aus dem Kulturfiltrat eines Strahlenpilzes (Streptomyces griseus) eine Substanz isolieren, die gegen gramnegative Erreger und Tuberkelbazillen in hohem Maße bakteriostatisch, in höherer Konzentration auch bakterizid wirksam war. Sie bezeichneten das so gewonnene weiße, kristallinische, gut wasserlösliche Pulver als Streptomycin.

Chemie: Sowohl die Summen- als auch die komplizierte Strukturformel des Streptomycins sind heute bekannt. Mittels saurer Hydrolyse lassen sich die beiden Bestandteile Streptidin (Guaninbase) und Streptobiosamin (Aminodisaccharid) trennen. Durch Hydrierung entsteht das ebenfalls im Handel befindliche Dihydrostreptomycin, welches in seiner antibakteriellen Wirksamkeit dem Streptomycin gleichzusetzen ist. Streptomycin ist eine basische Substanz, die z. B. mit Schwefelsäure Salze bildet und als Sulfat therapeutisch angewandt wird. Seine optimale Wirkung liegt bei einem p_H-Wert von 7,5 bis 8,0 im leicht alkalischen Milieu.

Pharmakologie: Streptomycin muß stets intramuskulär oder intrathekal gegeben werden. Auf oralem Wege werden nur etwa 5% resorbiert. Wegen der Gefahr schwerer Nebenwirkungen darf Streptomycin nicht intravenös angewandt werden. Aus einem intramuskulären Depot wird das Streptomycin rasch resorbiert: Nach der Injektion von 0,5 g wird der therapeutisch notwendige Blutspiegel von 5 bis 10 Gamma je ccm nach 1 bis 2 Stunden erreicht und bleibt 8 bis 10 Stunden erhalten. Aus dem Blutspiegel ergibt sich jedoch kein sicherer Anhalt für die Wirksamkeit des Streptomycins, da diese von den Gewebsspiegeln in den einzelnen Organen abhängig ist.

Das trockene Streptomycinpulver des Handels ist bei Zimmertemperatur etwa 9 Monate lang haltbar, wäßrige Lösungen dagegen können nur 8 bis 10 Tage im Eisschrank aufbewahrt werden, ohne einen Wirkungsverlust zu erleiden. Streptomycinlösungen können ohne Beeinträchtigung ihrer Aktivität mit Novocain oder Penicillin vermischt werden.

Nebenwirkungen: Bei jeder langdauernden Streptomycinbehandlung können schwere Nebenwirkungen mit bleibenden Schäden als Folge der Behandlung auftreten. Der behandelnde Arzt muß sich also vor jeder Streptomycintherapie überlegen, ob die Indikation für die Anwendung des Streptomycins gegeben ist oder nicht. Weitaus am häufigsten und in der Klinik am wichtigsten sind die Schädigungen des 8. Hirnnerven. Sowohl das Gleichgewichtsorgan (Schwindel, Ataxie) als auch der Hörnerv (Schwerhörigkeit, Ertaubung) kann selektiv in verschiedenem Grade betroffen sein. Seltener ist Erblindung infolge einer Degeneration des N. opticus. Man muß also während einer längeren, insbesondere intrathekalen Streptomycinbehandlung fortlaufend das Hörvermögen (Audiometer) als auch die Labyrinthfunktion (Drehschemel, kalorische Reizung) kontrollieren. Nach neueren Beobachtungen sind Cochlearisschäden nach Dihydrostreptomycin häufiger als nach Streptomycin, welches mehr Störungen des Vestibularis erzeugt. Im Tierversuch setzt gleichzeitig gegebene Pantothensäure die Toxizität des Streptomycins für den N. octavus deutlich herab. Ein entsprechendes Streptomycinpräparat mit einem Zusatz von 20% Pantothensäure ist als „Streptothenat" im Handel.

Die früher während der Streptomycinbehandlung mitunter beschriebenen histaminähnlichen Reaktionen (Kongestion, Blutdruckabfall, Kollaps, Übelkeit, Erbrechen) werden heute bei der Anwendung hochgereinigter Präparate nur noch sehr selten gesehen. Intrathekal gegeben verursacht das Streptomycin bei den ersten Injektionen eine Reizpleozytose, die sich aber, falls keine Meningitis tuberculosa vorliegt, in kurzer Zeit zurückbildet.

Resistenz: Unter dem Einfluß einer längeren Behandlung nur mit Streptomycin entwickelt sich nach 2 bis 3 Monaten eine spezifische Resistenz des behandelten Tuberkelbazillenstammes gegenüber diesem Mittel. Die resistent gewordenen Tuberkelbazillen ertragen schließlich eine mehrtausendfach höhere Streptomycinkonzentration als vor der Behandlung ohne Schaden. Es finden sich sogar Stämme, die nach der Resistenzentwicklung in streptomycinhaltigen Nährböden besonders gut wachsen. Für die Behandlung ergeben sich daraus zwei wichtige Folgerungen:

1. Strenge Indikationsstellung bei der Auswahl der zu behandelnden Fälle. Streptomycin muß möglichst für die Miliartuberkulose, für die Meningitis tuberculosa und für akute pulmonale Streuungen sowie zur Schutzbehandlung bei Operationen aufgehoben werden.
2. Kurzdauernde Behandlung von 6 bis 8 Wochen. Sonst muß die Therapie abgebrochen oder mit PAS und anderen Tuberkulostatika kombiniert werden. Mehrere solcher Streptomycinperioden können aufeinander folgen.

Die Entstehung der Resistenz ist abhängig von der Dauer der Therapie, aber nicht von der Dosierung des Streptomycins. Tuberkelbazillen, die gegenüber Streptomycin resistent sind, werden auch durch Dihydrostreptomycin nicht mehr beeinflußt. Die Entwicklung der Resistenz läßt sich durch die Kombinationsbehandlung mit anderen tuberkulostatischen Mitteln entscheidend verzögern.

Indikationen: Die vitale und absolute Indikation zur Kombinationstherapie mit Streptomycin ist gegeben bei

1. der Meningitis tuberculosa,
2. der Miliartuberkulose,
3. der Säuglingstuberkulose und
4. schweren akuten Streuungen der Lungentuberkulose.

Weitere wichtige Indikationen für eine kombinierte, langdauernde Behandlung sind: die frische exsudativ-kavernöse Tuberkulose im Pubertätsalter, die fortschreitende Primärtuberkulose des Kleinkindes, die subakute ausgedehnte hämatogene Lungentuberkulose, die Polyserositis tuberculosa, die Peritonitis tuberculosa, die Atelektasen infolge großer verkäster Lymphknoten bei der Primärtuberkulose und Durchbrüche erweichter Lymphknoten.

Die kurzdauernde Kombinationstherapie mit Streptomycin ist angezeigt als Schutz bei operativen Eingriffen und postoperativen Komplikationen, in der Kollapstherapie bei noch aktiven Fällen, bei frischen Streuungen auf die Gegenseite der Lunge, bei schweren Begleitkrankheiten und schließlich bei allen akuten Schüben verschiedener Lokalisation.

Fragliche Indikationen für Streptomycin sind: die Knochen- und Gelenktuberkulose, die Pleuritis tuberculosa und die Nierentuberkulose.

Dosierung: Nicht intravenös anwenden!

Intramuskulär: Säuglingstuberkulose 30 bis 40 mg/kg/Tag
im späteren Alter 20 mg/kg/Tag
Meningitis tuberculosa
und Miliartuberkulose 30 bis 40 mg/kg/Tag
Die intramuskuläre Höchstdosis beträgt 1 Gramm!

2. Para-Aminosalizylsäure (PAS)

Nach Untersuchungen von BERNHEIM kann Benzoesäure und Salizylsäure die Atmung von Tuberkelbazillen spezifisch anregen. Auf diesen Experimenten fußend erprobte LEHMANN verschiedene Derivate dieser Säuren. Er ging dabei von dem Gedanken aus, daß diese den normalen Sauerstoffaustausch der Tuberkelbazillen blokkieren und dadurch wachstumshemmend wirken könnten. Als weitaus wirksamste Substanz erwies sich schließlich die Para-Aminosalizylsäure, die die nachstehende Strukturformel besitzt.

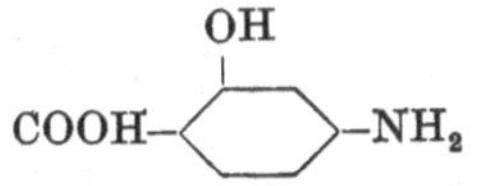

Chemie: Die reine PAS ist ein weißes, in Wasser wenig lösliches Pulver. Sie wird daher in der Klinik in Form des gut löslichen Natriumsalzes angewandt, das z.B. von den Farbwerken Hoechst als „Aminox“, von den Farbwerken Bayer als „Pasalon“ in den Handel gebracht wird. An der Luft und schon bei Zimmertemperatur zersetzt sich die Lösung des Natriumsalzes ebenso wie die der freien Säure allmählich unter der Bildung von m-Aminophenol (Dekarboxylierung) und Braunfärbung (Oxydation). Derartig verfärbte PAS-Lösungen dürfen nicht mehr verwendet werden! Aus dem gleichen Grunde kann man PAS-Lösungen nicht erhitzen oder kochen. Das PAS-Natriumsalz des Handels darf erst kurz vor dem Einnehmen in Wasser gelöst werden, was natürlich bei der Dragéeform wegfällt. Sterile Lösungen für Dauertropfinfusionen, intravenöse Injektionen oder zur lokalen Spülbehandlung werden durch Auflösen steriler PAS, die in Trockenampullen in den Handel kommt, in sterilem Aqua dest. unter den nötigen Kautelen hergestellt.

Pharmakologie: Die PAS wird vom Verdauungstraktus aus so gut resorbiert, daß der therapeutisch wirksame Blutspiegel von 5 bis 10 mg-% PAS in 1 bis 2 Stunden erreicht wird. Im Laufe von 3 bis 5 Stunden fällt dann der PAS-Gehalt im Blute langsam wieder ab. Nach 24 Stunden ist die PAS zu 95% mit dem Urin ausgeschieden. Zu beachten ist, daß PAS mit Ehrlichs Reagens im Urin eine positive Urobilinogenreaktion gibt, also eine Urobilinogenvermehrung vortäuschen kann. Die Urobilinogenreaktion kann erst nach einer 24- bis 48stündigen Pause in der PAS-Medikation verwertet werden.

Die PAS ist sowohl in vitro als auch im Tierversuch gegenüber den Tuberkelbazillen bakteriostatisch wirksam. Bei der menschlichen Tuberkulose bleibt aber ihr therapeutischer Effekt deutlich hinter dem des Streptomycins zurück. Die PAS ist auch gegenüber pathogenen Tuberkelbazillenstämmen, die schon resistent gegenüber Streptomycin geworden sind, noch voll therapeutisch wirksam. Wahrscheinlich greifen beide Mittel auf verschiedenartige Weise in den Stoffwechsel der Tuberkelbazillen ein.

Resistenz: Ebenso wie beim Streptomycin können nach längerer Anwendung von PAS resistente Stämme entstehen.

Nebenwirkungen: Die PAS ist praktisch unschädlich. Mitunter beobachtet man Magen- und Darmstörungen, Übelkeit, Erbrechen und Durchfälle, die sich jedoch nach dem Absetzen des Mittels oder bei verminderter Dosierung schnell wieder zurückbilden. Im allgemeinen sah man aber diese Reaktionen bei Kindern viel seltener als bei Erwachsenen. Ihre Häufigkeit nimmt bei der Verwendung von Tabletten oder

Dragées mit dünndarmlöslichem Überzug ab. Leber- und Nierenschädigungen wurden bei den üblichen oralen PAS-Dosen nicht gesehen. Bei gestörter Nierenfunktion ist jedoch eine fortlaufende Kontrolle der Bluthamstoffwerte empfehlenswert, ebenso sind dann Dauertropfinfusionen mit hoher Dosierung zu widerraten.

In Form der intravenösen Dauertropfinfusionen ist die PAS am besten wirksam. Bei dieser Applikationsform muß dauernd der Prothrombinspiegel bestimmt werden, um Blutungen zu vermeiden. Bei einer manifesten Hypoprothrombinämie muß Vitamin K gegeben werden.

Indikationen:

1. Jede länger dauernde Streptomycinbehandlung ist zur Hintanhaltung der Resistenz mit PAS zu kombinieren.
2. Nach dem Abschluß der kurzdauernden Streptomycintherapie bei tuberkulösen Lungen-, Schleimhaut- und Nierenprozessen dient die PAS zum Ersatz des Streptomycins während der kombinierten Weiterbehandlung mit anderen Tuberkulostatika.
3. PAS ist indiziert bei allen tuberkulösen Schleimhautprozessen.
4. PAS wird in Form der Dauertropfinfusionen oder per os zur unterstützenden Behandlung der Meningitis tuberculosa und Miliartuberkulose angewandt. Dauertropfinfusion: Konzentration der PAS-Lösung 5%, Dosierung bis 0,8 g je kg Körpergewicht und Tag.
5. Zur Lokalbehandlung ist die PAS in 2,5 bis 10%iger Lösung geeignet. Konzentration zur Behandlung spezifischer Lymphome 4%, für tuberkulöse Empyeme 10%.

Dosierung: Infolge der raschen Ausscheidung muß die PAS hoch dosiert und in kurzen Intervallen gegeben werden.

per os	0,2 bis 0,3 g/kg/Tag in 3 Dosen
intravenös	10 bis 16 g/Tag als Dauertropfinfusion
intrathekal	eventuell noch zur Unterstützung der Streptomycintherapie 2 mg/kg/Tag.

In der Praxis wird die Behandlung meist so durchgeführt, daß die Kinder an 5 aufeinanderfolgenden Tagen PAS erhalten. Dann folgt eine Pause von 2 Tagen. Die Behandlungsdauer umfaßt im allgemeinen 6 Monate.

3. Thiosemicarbazon

Versuche von DOMAGK, BEHNISCH, MIETZSCH und SCHMIDT hatten ergeben, daß das Wachstum von Tuberkelbazillen in vitro durch Sulfothiazol noch in einer Verdünnung von 1 : 10000 gehemmt wurde. Die weitere Entwicklung dieser Forschungen zeigte, daß einige Thiodiazolderivate ohne Sulfonamidgruppe, die Thiosemicarbazone, diese für Tuberkelbazillen spezifische bakteriostatische Wirkung in weit höherem Maße besaßen.

Chemie: Das heute zumeist angewandte Thiosemicarbazon, das „Conteben" Bayer, ist ein 4-Acetylaminobenzaldehyd-Thiosemicarbazon und hat die nachstehende Strukturformel:

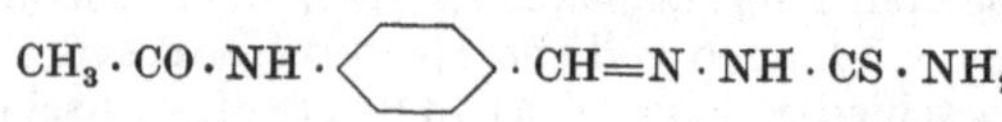

Conteben kann in Pulverform durch zweistündiges trockenes Erhitzen bei 120° sterilisiert werden.

Pharmakologie: Conteben ist sowohl in der Kultur als auch im Tierversuch bakteriostatisch wirksam. Etwa 3 Stunden nach der oralen Gabe des Mittels erreicht der Serumspiegel mit Werten zwischen 4 bis 5 Gamma je ccm seinen Höhepunkt (WIESENER). Zur selben Zeit beginnt die maximale Ausschwemmung, so daß nach 24 Stunden etwa 60% der verabreichten Menge ausgeschieden sind. Bei fortlaufender Behandlung mit etwa 2 mg Conteben je kg und Tag schwankt der Serumspiegel zwischen 1 bis 3 Gamma je ccm. Eine Speicherung im Körper findet nicht statt; nach 2 bis 3 Tagen ist die Ausscheidung beendet.

Nebenwirkungen: Im Beginn der Behandlung, nach etwa 8 Tagen, sieht man mitunter Appetitlosigkeit, Übelkeit und Erbrechen. Diese Erscheinungen sind dann meist ohne Bedeutung und zwingen nicht zum Absetzen des Mittels. Werden die gleichen Symptome jedoch erst nach längerer Behandlung beobachtet, so sind sie als ernste Warnungszeichen zu werten! Insbesondere bei kleinen Kindern muß dann die Behandlung sofort unterbrochen werden. Werden die nur geringfügigen Initialsymptome wie Erbrechen, Übelkeit und vor allem eine eigentümliche Schläfrigkeit übersehen, so entwickeln sich schnell eine deutliche Somnolenz und zerebrale Symptome (Krämpfe, Koma). Da gleichzeitig auftretende banale Infekte das Symptomenbild der beginnenden Intoxikation verschleiern können, empfiehlt es sich, während eines akuten Infektes kein Conteben zu verabreichen. Bei einer sich entwickelnden Intoxikation muß sofort reichlich Traubenzucker als intravenöse Infusion gegeben werden, da die Störung mit einem starken Abfall des Blutzuckerspiegels verbunden ist. Unter der Behandlung mit Conteben sind Todesfälle bei Kindern beschrieben worden.

Leberschäden mit Ikterus wurden ebenfalls beobachtet. Zur frühzeitigen Erkennung sind neben der meist genügenden Urobilinogenprobe die Galaktosebelastung und die Kadmiumsulfatreaktion am besten geeignet. Bei der Beurteilung ist zu beachten, daß eine schwere Tuberkulose an sich schon einen Leberschaden zur Folge haben kann.

Die BSG kann wenige Tage nach dem Beginn der Contebengaben von vorher stark erhöhten auf normale Werte zurückgehen. Dieser Abfall ist nicht durch eine schnelle Ausheilung der Tuberkulose bedingt, sondern kommt durch intravasale Vorgänge (Stechapfelform der Erythrozyten) zustande. Hämolytische Krisen, die sich ebenfalls unter der Contebentherapie entwickeln können, bewirken im roten Blutbild einen Abfall der Hämoglobin- und Erythrozytenwerte. Die entstandene Anämie bildet sich nach dem Absetzen des Präparates schnell zurück. Der Einfluß des Contebens auf das weiße Blutbild ist im allgemeinen nur gering. Neben leichteren Leukopenien wurden jedoch auch schwere Agranulozytosen gesehen. Eine plötzliche Sensibilisierung gegen Fischeiweiß (Heringe in jeder Form) und Pyramidon ist beschrieben worden. Als weitere Nebenwirkungen wären zu nennen: Konjunktivitiden und Exantheme (scarlatini- und morbilliforme, urtikarielle), kardiale Symptome (Extrasystolie, Bradykardie) und Nierenschäden mit Ausscheidung von Eiweiß, Zylindern und Erythrozyten.

Aus der vorstehenden Aufzählung der möglichen Nebenwirkungen ist ersichtlich, daß im Kindesalter eine Behandlung mit Conteben nur mit größter Vorsicht und nur unter fortlaufender stationärer Kontrolle möglich ist. Eine ambulante Therapie ist dringend zu widerraten! Kinder mit allergischer Anamnese müssen besonders sorgfältig überwacht werden. In Abständen von 2 Wochen muß das Blutbild und die BSG kontrolliert werden, der Urin ist wöchentlich auf Eiweiß, Urobilinogen, Zucker und pathologische Formelemente zu untersuchen.

Weil sich trotz vorsichtiger Dosierung Todesfälle in praxi nicht vermeiden ließen, rät Catel von der Anwendung der Thiosemicarbazone bei Kindern unter 6 Jahren, Opitz bei Kindern unter 4 Jahren ganz ab. Bei Kindern unter 12 Jahren sei die Anwendung nur in besonderen klinischen Situationen erlaubt. Diesen Standpunkt sollte man sich heute um so mehr zu eigen machen, als die Thiosemicarbazone durch die Heraufkunft des INH sowieso in den Hintergrund getreten sind.

Die Therapie mit Conteben ist kontraindiziert

1. bei diabetischen Kindern und solchen mit stärkerer diabetischer Belastung in der Familie,
2. nach früheren Leberschädigungen (Ikterus) und
3. bei Leberfunktionsstörungen infolge der Tuberkulose.

Dosierung: Conteben muß in jedem Falle nach der Art des tuberkulösen Prozesses, dem Ansprechen des Patienten und nach der jeweiligen Verträglichkeit individuell dosiert werden. Man beginnt die Behandlung mit kleinen Dosen unter langsamer Steigerung auf 1 bis 2 mg Conteben je kg Körpergewicht und Tag. Je schwerer die tuberkulöse Erkrankung ist, desto langsamer ist die Dosierung zu steigern. 2 mg/kg/Tag ist bereits als Maximaldosis anzusehen! Es ist wichtig, kleinere Dosen über längere Zeit zu geben, obwohl auch dann toxische Symptome der beschriebenen Art nicht ausgeschlossen sind.

Indikationen: Die Thiosemicarbazone beeinflussen mit großer Sicherheit die Tuberkulose der Deckflächen, also die Haut- und Schleimhauttuberkulose. Die infiltrative oder ulzerierende Tuberkulose des Kehlkopfes bildet sich innerhalb von Wochen und Monaten zurück. Bei schwerer Darmtuberkulose werden selbst Patienten mit starker Abmagerung und Durchfällen sowohl klinisch als auch röntgenologisch geheilt. Bei der Lungentuberkulose ist die Wirkung des Contebens im allgemeinen nur gering. Obwohl einzelne Fälle gut ansprechen können, bleiben andere wieder völlig unbeeinflußt. Unbestritten ist dagegen die lokale Wirkung des Contebens in Kavernen und Empyemhöhlen, wahrscheinlich weil das Mittel bei dieser Applikationsform am tuberkulösen Herd viel höhere Konzentrationen als auf dem Blutwege erreicht. Zur Behandlung der Meningitis tuberculosa und Miliartuberkulose ist das Conteben nicht mehr notwendig.

Resistenz: Nach längerer Contebenbehandlung wurden resistente Tuberkelbazillenstämme gezüchtet.

4. Isonikotinsäurehydrazid (INH)

Durch die Gefahr der Streptomycinschädigung des N. statoacusticus und die Züchtung von Tuberkelbazillen vom behandelten Patienten, die gegen Streptomycin, PAS und Thiosemicarbazon resistent geworden waren, wurde die Suche nach weiteren tuberkulosewirksamen Substanzen intensiv vorangetrieben. Einer dieser neuen Stoffe ist das INH, dessen antituberkulöse, bakteriostatische Wirksamkeit durch Untersuchungen von Domagk, Offe, Grunberg, Schnitzer u. a. festgestellt wurde. Diese chemische Verbindung wird als „Neoteben“ (Bayer) oder als „Rimifon“ (Hoffmann-La Roche) in den Handel gebracht und ist dem Streptomycin in bezug auf seine Wirkungsintensität gleichwertig oder sogar überlegen.

Chemie: INH, eine farblose, kristalline, gut wasserlösliche Substanz, hat folgende Strukturformel:

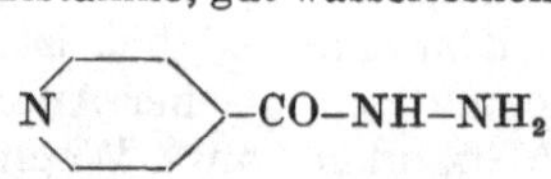

INH kann sowohl in Substanz als auch in NaCl-Lösung durch halbstündiges Erhitzen bei 120° C sterilisiert werden. Man kann es mit Penicillin oder mit Streptomycin in wäßriger Lösung ohne weiteres mischen.

Pharmakologie: In Dosen von 1 bis 10 mg/kg hat INH am Versuchstier nur mäßige pharmakologische Effekte. Es ergaben sich geringe broncholytische und ganglienblockierende Eigenschaften. Bei oraler Anwendung wird INH vollständig und rasch resorbiert. Der Blutspiegel steigt schon nach 2 bis 3 Stunden auf maximale Werte an und bleibt bis etwa zur 6. Stunde im Gebiet therapeutischer Wirksamkeit. Nach 24 Stunden ist eine Einzelgabe wieder ausgeschieden, zum größten Teil durch die Niere. INH geht aber auch in den Stuhl, in den Speichel und in Empyemhöhlen über. Selbst nach wochenlanger Anwendung wurde keine Kumulation bemerkt.

Besonders hervorzuheben ist, daß INH selbst bei oraler Aufnahme in beträchtlichen Mengen in den Liquorraum übertritt, und zwar sowohl bei normalen als auch bei entzündlich veränderten Meningen. Bei Patienten mit einer frischen tuberkulösen Meningitis wurden im Liquorraum höhere INH-Konzentrationen erreicht als bei den Kontrollen. Nach 2 bis 3 Stunden übertraf bei oraler Gabe von 3 mg/kg INH die Liquorkonzentration jene Spiegelhöhe, die in vitro zur Hemmung des virulenten Tuberkelbazillenstammes H 37 Rv erforderlich war. Nach wochenlanger täglicher Gabe von INH blieb im Liquor die Höhe des INH-Spiegels bei der Meningitis tuberculosa etwa unverändert, d. h. auch hier wurde keine Kumulation gesehen.

Bei der Prüfung des chemotherapeutischen Effekts von INH in vitro ist dieses Mittel tuberkulostatisch und wahrscheinlich auch tuberkulozid wirksam. Es übertrifft in seiner therapeutischen Wirksamkeit die bisher angewandten antituberkulotischen Substanzen mit Einschluß des Streptomycins.

Indikationen: INH ist zur Kombinationsbehandlung aller pulmonalen und extrapulmonalen Formen der Tuberkulose indiziert. Bei allen frischen tuberkulösen Streuungen sowie bei der Meningitis tuberculosa und Miliartuberkulose kann man durch die Verwendung von INH beträchtliche Mengen von Streptomycin einsparen und Schädigungen vermeiden.

Dosierung: Die Dosierung ist je nach der Lage des Einzelfalles individuell zu handhaben. Im Beginn verabfolgt man etwa 2 bis 5 mg INH je kg Körpergewicht. Diese Dosis wird dann im Laufe von 8 bis 14 Tagen auf 10 mg/kg langsam gesteigert. Als Durchschnittsdosis läßt sich 8 bis 10 mg INH je kg und Tag festlegen. Es empfiehlt sich, die berechnete Gesamtmenge an INH möglichst in 4 Gaben nach den Mahlzeiten über den Tag verteilt zu geben. INH kommt in Tabletten zu 50 mg und 200 mg in den Handel, was bei der Kontrolle der Medikation unbedingt berücksichtigt werden muß. Die Größe der Tabletten ist deutlich verschieden. INH kann in gelöster Form sowohl intrapleural zu Spülungen verwandt oder in Fisteln instilliert, als auch i. m., i. v. und intrathekal injiziert werden. Diese parenteral gegebenen Mengen müssen bei der Berechnung der gesamten Tagesmenge mit berücksichtigt werden.

Nebenwirkungen: Orientierende Versuche verschiedener Autoren an Hunden ergaben, daß sich bei einer Dosierung von 50 mg INH je kg sich schnell eine Anämie mit Krämpfen entwickelte. Dosen von 25 mg INH je kg hatten Gewichtsstillstand, Anorexie, Lethargie, Leberschädigung und Ikterus zur Folge.

In der bisher erschienenen klinischen Literatur wird von leichter Benommenheit und Schwindelgefühl, Miktionsbeschwerden, Sensibilitätsstörungen an Händen und Füßen (pelziges Gefühl, Kribbeln, Ameisenlaufen), Polyneuritiden, Tachykardien, Exanthemen, Purpura, Ikterus und Konjunktivitiden als Nebenwirkungen des INH berichtet. Auf eine gewisse Neurotoxizität des Mittels weisen u. a. auch Sehstörungen, Erblindungen, akute Psychosen, Depressionen und Cushing-ähnliche Syndrome hin (Brandschwede, Janssen und Boeke). Bei einer Dosierung von 5 bis 10 mg INH je kg und Tag sind diese Nebenwirkungen im Kindesalter aber außerordentlich selten. Eine Störung des Stoffwechsels beim Diabetes mellitus wurde nicht beobachtet. Initiale Fieberreaktionen während der ersten Tage der INH-Therapie kommen vor. Sie wurden als Reaktionen auf das Freiwerden toxischer Zerfallsprodukte aus abgetöteten Tuberkelbazillen aufgefaßt.

Bei intrathekaler Gabe von INH wurde weder die Anzahl der Zellen noch der Zucker- und Proteingehalt des Liquors in den nächsten Tagen wesentlich verändert.

Resistenz: Auf Grund allgemeiner biologischer Gesetze war zu erwarten, daß sich auch während der Therapie mit INH eine Resistenz des jeweiligen Tuberkelbazillenstammes entwickeln könne. Inzwischen sind sowohl primär als auch sekundär resistente Stämme beobachtet worden. Man sollte also von Beginn an die INH-Behandlung nur in Kombination mit anderen Tuberkulostatika durchführen.

Die Entwicklung einer INH-Resistenz führt zu einer am Meerschweinchen nachweisbaren Virulenzschädigung der Tuberkelbazillen (MEISSNER u. a.). Ob diese Virulenzschädigung auch für den Menschen von Bedeutung ist, muß noch in weiteren Untersuchungen geklärt werden.

β) Symptomatische Therapie

Anerkannten Wert bei allen Tuberkuloseformen hat ohne Zweifel der Lebertran (20 bis 30 g täglich). Die Wirkung beruht nicht nur auf seinem Gehalt an Vitamin D_3, sondern auch auf den in reichlicher Menge vorhandenen ungesättigten Fettsäuren. Das künstliche Vitamin D_2, durch Ultraviolettbestrahlung aus Ergosterin gewonnen, ist in hoher Dosierung zur Behandlung der Hauttuberkulose, vorwiegend des Lupus vulgaris, geeignet. Sein therapeutischer Wert bei der Lungentuberkulose ist nicht erwiesen.

Bei chronischem Fieber kann man Pyramidon in kleinen häufigen Dosen (Säuglingen 0,03 bis 0,1; Kleinkindern 0,1 bis 0,15; Schulkindern 0,15 bis 0,3 g als Tagesdosen) empfehlen.

Die Beschaffenheit des Auswurfes läßt sich mit folgenden Mitteln beeinflussen:

1. Sekretlösend:

Rp. Ammon. chlorat. 5,0
Succ. Liquirit. depur. 2,0
Aq. dest. ad 200,0
MDS. zweistündlich 1 Teelöffel (für Kinder im Schulalter)

Rp. Infus. Ipecac. 0,5 : 175,0
Liq. Ammon. anis. 5,0
Sir. simpl. ad 200,0
MDS. Schütteln! Kleinkindern 3mal 1 Teelöffel, Schulkindern 3mal 1 Kinderlöffel täglich.

2. Sekretvermindernd:

Rp. Sir. Kalii sulfoguajakol. 100,0
DS. Kinder 3mal 1 Teelöffel täglich.

Rp. Kresival „Bayer“, 1 OP. (180 g)
DS. Kinder 3mal 1 Teelöffel täglich in warmem Tee oder Milch.

Reizhusten wird am besten mit Codein bekämpft, aber auch synthetische Präparate wie Romilar (Hoffmann-La Roche) haben sich bewährt.

Rp. Sol. Codein. phosphor. 0,4 : 20,0
ad vitr. gutt.
DS. Säuglinge im 2. Halbjahr 3mal täglich 3 Tropfen, Kleinkinder 3mal täglich 10 Tropfen, Schulkinder 3mal täglich 15 Tropfen.

Bei schmerzhaftem Husten kann man verordnen:

Rp. Pulv. Ipecacuanhae opiatus (Doversches Pulver) (besteht aus 1 Teil Opium, 1 Teil Ipecac. und 8 Teilen Sacch. lact.)
DS. Säuglingen nicht geben!
Kleinkindern: 0,02–0,06 (2–3mal täglich 1 Pulver).
Schulkindern: 0,06–0,15 (2–3mal täglich 1 Pulver).

Bei Nachtschweißen phthisekranker Kinder ist zu empfehlen:

Rp. Salvysatum 1 OP.
DS. 3mal 20 Tropfen täglich.

LITERATUR

BICKFORD, ESPLEN, GIFFORD und MAIR: Thorax *6*, 25 (1951).
BRANDSCHWEDE: Tbk.arzt *9*, 270 (1955).
CATEL: Lehrbuch der Tuberkulose des Kindes und des Jugendlichen, Stuttgart 1954.
COLETSOS: Rev. tbc., Paris, Sér. 5, *16*, 670 (1952).
DOMAGK, BEHNISCH, MIETZSCH und SCHMIDT: Naturwissenschaften 315 (1946).
DOMAGK, OFFE und SIEFKEN: Beitr. Klin. Tbk. *107*, 325 (1952).
GRUNBERG und SCHNITZER: Quart. Bull. Sea View Hosp. *13*, 3 (1952).
JANSSEN und BOEKE: Klin. Wschr. H. 25/26 (1955).
KUGEL und VEITL: Tbk.arzt *9*, 63 (1955).
LEHMANN: Lancet I, 14/15 (1946).
LEZIUS: Die Lungenresektionen, Stuttgart 1953.
MEISSNER: Beitr. Klin. Tbk. *113*, 280 (1955).
MEISSNER und BERG: Beitr. Klin. Tbk. *111*, 340 (1954).
MOESCHLIN und DOUVRES: Schweiz. med. Wschr. 655 (1955).
OPITZ: Tbk.arzt *9*, 313 (1955).
RUBIN und MISHKIN: zit. nach CATEL.
WAKSMAN, BUGIE und SCHATZ: Proc. Soc. Exper. Biol. Med., N. Y. *55*, 66 (1944).
WEIDMANN: Klin. Wschr. 33 (1955).
WIESENER: Mschr. Kinderhk. *98*, 353 (1950); *99*, 177 (1951).

Sachverzeichnis

Autorenverzeichnis

Die kursiv gesetzten Seitenzahlen bezeichnen die Literaturangaben

FSC
www.fsc.org
MIX
Papier | Fördert gute Waldnutzung
FSC® C083411

Zeitfracht Medien GmbH
Ferdinand-Jühlke-Straße 7
99095 Erfurt, Deutschland
produktsicherheit@kolibri360.de